科学出版社"十三五"普通高等教育本科规划教材

高等院校医学实验教学系列教材

编审委员会主任委员　文格波

编写委员会总主编　姜志胜

医学免疫学实验

第2版

U0221328

主　　编　胡四海　张　艳

副 主 编　曾铁兵　陈超群　陆春ㅋ

主　　审　余　平　吴移谋

编　　委　（以姓氏笔画排序）

尹卫国　刘　玮　刘双全　刘安元

阳志勇　李冉辉　李忠玉　杨胜辉

余敏君　张　艳　陆春雪　陈超群

赵飞骏　赵兰华　胡四海　唐双阳

粟盛梅　程　文　曾铁兵　谢良伊

科　学　出　版　社

北　京

内 容 简 介

本书共包括"基本实验操作技术"、"基本性实验"、"综合性实验"和"研究创新性实验"共四篇，18 章，53 个实验。所选实验项目基本上是经过我们多年教学和科研实践证明的、切实可行的实验；编者是常年工作在教学和科研第一线、教学经验丰富、科研功底扎实的中青年骨干教师，保障了新版实验教材的内容与时俱进、方法先进实用。

本教材适用对象以本科临床医学专业为主，同时兼顾麻醉学、口腔医学、医学影像、护理学、预防医学、医学检验、卫生检验、药学、药物制剂、生物科学、生物技术等专业需求，也可供研究生及从事临床检验、卫生防疫的实验技术人员使用。

图书在版编目（CIP）数据

医学免疫学实验 / 胡四海，张艳主编. —2 版. —北京：科学出版社，2016.6

ISBN 978-7-03-048485-7

Ⅰ. ①医… Ⅱ. ①胡… ②张…Ⅲ. ①医药学–免疫学–实验–医学院校–教材 Ⅳ. ①R392-33

中国版本图书馆 CIP 数据核字（2016）第 121650 号

责任编辑：李　植 / 责任校对：张凤琴
责任印制：霍　兵 / 封面设计：陈　敬

科 学 出 版 社 出版

北京东黄城根北街 16 号
邮政编码：100717
http://www.sciencep.com

三河市骏杰印刷有限公司印刷
科学出版社发行　各地新华书店经销
*

2010 年 7 月第　一　版　开本：787×1092　1/16
2016 年 6 月第　二　版　印张：11　插页 2
2024 年 1 月第十八次印刷　字数：246 000

定价：**49.80 元**
（如有印装质量问题，我社负责调换）

高等院校医学实验教学系列教材
编审委员会

序 一

近年来，教育部卫生部等多部委紧密部署实施本科教学工程、专业综合改革试点、实践育人和卓越医生教育培养计划，把强化实践教学环节作为重要内容和重点要求，进一步凸显了医学实践性很强的属性，对切实加强医学实验教学提出了更高要求，指引着我国医学实验教学进入全面深化改革阶段。

高校牢固树立以学生为本、目标导向和持续改进的教育理念，积极创新和完善更加有利于培养学生实践能力和创新能力的实验教学体系，建设高素质实验教学队伍和高水平实验教学平台，以促进和保证实验教学水平全面提高。为此，南华大学医学院协同国内多所高校对第一版《高等院校医学实验教学系列教材》进行了修订和拓展。第二版教材涵盖了解剖学、显微形态学、医学免疫学、病原生物学、机能学、临床技能学、生物化学、分子生物学、医学细胞生物学、医学遗传学的实验教学内容，全书贯彻了先进的教育理念和教学指导思想，把握了各学科的总体框架和发展趋势，坚持了理论与实验结合、基础与临床结合、经典与现代结合、教学与科研结合，注重对学生探索精神、科学思维、实践能力、创新能力的全面培养，不失为一套高质量的精品教材。

愿《高等院校医学实验教学系列教材》的出版为推动我国医学实验教学的深化改革和持续发展发挥重要作用。

教育部高等学校基础医学类专业教学指导委员会主任委员
中国高等教育学会基础医学教育分会理事长
2015 年 12 月

序　二

随着本科教学工程、专业综合改革试点、实践育人和卓越医生教育培养计划的实施，高等医学院校迎来了进一步加强医学实验教学、提高医学实验教学质量的大好时机，必须积极更新医学实验教学理念，创新实验教学体系、教学模式和教学方法，整合实验教学内容，应用实验教学新技术新手段，促进医学人才知识、技能和素质全面协调发展。

《高等院校医学实验教学系列教材》编审委员会和编写委员会与时俱进，积极推进实验教学改革的深化，组织相关学科专业的专家教授，在第一版的基础上，吸收了南华大学等多个高校近年来在医学实验教学方面的改革新成果，强调对学生基本理论、基础知识、基本技能以及创新能力的培养，打破现行课程框架，构建以综合能力培养为目标的新型医学实验教学体系，修订并拓展了这套实验教学系列教材。第二版教材共十四本，包括：《系统解剖学实验》《局部解剖学实验》《显微形态学实验（组织与胚胎学分册）》《显微形态学实验（病理学分册）》《病原生物学实验（医学微生物学分册）》《病原生物学实验（人体寄生虫学分册）》《医学免疫学实验》《机能实验学》《临床基本技能学（诊断技能分册）》《临床基本技能学（外科基本技能分册）》《生物化学实验与技术》《分子生物学实验》《医学细胞生物学实验》《医学遗传学实验》。

本套教材的编写，借鉴国内外同类实验教材的编写模式，内容上依据医学实验体系进行重组和有机融合，按照医学实验教学的逻辑和规律进行编写，并注重知识的更新，反映学科的前沿动态，体现教材的思想性、科学性、启发性、先进性和实用性。

本套教材适用对象以本科临床医学专业为主，兼顾麻醉学、口腔医学、医学影像、护理学、预防医学、医学检验、卫生检验、药学、药物制剂、生物科学、生物技术等专业实验教学需求，各层次各专业学生可按照其专业培养特点和要求，选用相应的实验项目进行教学与学习。

本套教材的编写出版，得到了科学出版社和南华大学以及有关兄弟院校的大力支持，凝聚了各位主编和全体编写、编审人员的心血和智慧，在此，一并表示衷心感谢。

由于医学实验教学模式尚存差异，加上我们的水平有限，本套教材难免存在缺点和不当之处，敬请读者批评指正。

总主编
2015 年 12 月

前　　言

　　《医学免疫学实验》第一版于 2010 年刊印，在本校及兄弟院校经过 5 年多的应用，得到广大师生和国内同行的认可并获得多方有益建议。医学免疫学实验方法繁多，技术日新月异。为了紧跟新的免疫学技术和方法迅速发展的步伐，进一步完善第一版实验教材，我们组织本校及兄弟院校的部分中青年骨干教师，编写了第二版《医学免疫学实验》。

　　本着"夯实基础、鼓励创新"的基本原则，本教材在第一版的基础上，对部分实验内容进行了增删、调整和完善。吸纳了一些近年来新出现的免疫学实验技术和方法，增补和完善了部分有利于培养学生综合素质及创新能力的实验内容，更新了部分临床常见的免疫学实验。全书共包括"基本实验操作技术"、"基本性实验"、"综合性实验"和"研究创新性实验"共四篇，18 章，53 个实验。本教材所选实验项目基本上是经过我们多年教学和科研实践证明的、切实可行的实验；编者是常年工作在教学和科研第一线、教学经验丰富、科研功底扎实的中青年骨干教师，保障了新版实验教材的内容与时俱进、方法先进实用。

　　在实验内容的取舍上，我们保留了部分经典的免疫学实验项目，用于对学生进行基本技能培训；在此基础上，编入了一些综合性实验和研究创新性实验，以培养学生综合分析问题和解决问题的能力，培养学生的科学思维和创新能力，这类实验大多不能在单元教学时间内完成，适宜作为学生的选修实验。对于实验内容的编排体例，按照实验原理、实验器材、实验方法、实验结果、注意事项和思考题六个方面的顺序排列，进一步完善了实验的可操作性，充分体现实验的先进性、科学性和实用性。

　　本书的编者分别来自南华大学、中南大学、湖南师范大学和湖南中医药大学。第二版《医学免疫学实验》教材的出版，是全体编委编审共同努力、通力合作的结果，在此向所有编委和编审表示衷心感谢。

　　本书编写过程中参阅的部分教材和专著书目列于书后，在此向相关作者表示衷心感谢。由于实验教学改革仍处于不断探索之中，某些实验的定性尚无一定之规，书中实验的分类和定性只是我们一家之见，仅供参考。由于编者水平有限，书中难免有错误和不足之处，恳请广大师生和同行专家批评指正。

胡四海　张　艳

2015 年 12 月

目　　录

第一篇　基本实验操作技术

第二篇　基本性实验

第一篇　基本实验操作技术

第一章　血液标本的采集

在免疫学实验中，常常需要采集人或实验动物的血液进行研究。正确采集血液标本是免疫学最基本的实验操作技术，也是获得准确、可靠实验结果的前提。血液采集技术和方法均要求保持血液标本的完整性和代表性，血液标本采集前，应根据实验目的选择合适的采血方法和合适的抗凝剂。本章主要介绍人和实验动物血液标本的采集。

实验一　人血液标本的采集

【实验目的】

掌握静脉采血法，熟悉皮肤采血法。

【血液标本的类型】

血液标本主要分为全血、血浆及血清等。

1. 全血　保留血液的全部成分，由血细胞和血浆组成。血液经抗凝处理后的全部血液称为抗凝全血，常用于免疫细胞的分离和血细胞的检查等。

2. 血浆　全血抗凝之后经离心除去血细胞后的成分，为淡黄色液体，用于血浆生理性和病理性化学成分的测定。血浆除因子Ⅳ外，含有其他全部凝血因子，特别适合于血栓与止血的检查。

3. 血清　血液离体后不经抗凝处理、自然凝固后析出的液体部分，除纤维蛋白原等凝血因子在凝血时被消耗外，其他成分与血浆基本相同，更适用于多数临床化学和临床免疫学检查。

4. 分离或浓集的细胞成分　有些临床实验特别是近年来新出现的一些医学检验项目，要求采集特定的细胞成分，如相对浓集的粒细胞、纯化的淋巴细胞、分离的单个核细胞、富集的血小板、浓集的白血病细胞等。

【实验器材】

真空采血管（普通血清管、枸橼酸钠或肝素抗凝管）、一次性使用静脉采血针、止血带、一次性专用采血针、络合碘、无菌干棉签、无菌干棉球等。

【实验方法】

血液标本的采集分为静脉采血法、皮肤毛细血管采血法和动脉采血法。动脉采血法因其风险性较高，在临床上一般很少使用。

1. 静脉采血法　当检查项目使用血量较多时通常采用静脉采血法（venipuncture for blood collection）。静脉血能准确反映全身血液的真实情况，且不易受气温和末梢循环的干扰，更具代表性。位于体表的浅静脉均可作为采血部位，通常采用肘部静脉。如果肘部静脉不明显，还可用手背静脉或内踝部静脉。婴幼儿由于肘部静脉较细和配合性差，可从股静脉或颈外静脉采血，但要准备充分，注意其风险性。

负压采血法：又称封闭式采血法（tube for blood collection），是近年来在传统的静脉采血法基础上进一步发展和完善的一种新的、简便易行的静脉采血法。其原理是封闭的试管内有定量的负压，使血液定量进入试管内（图1-1-1，图1-1-2，见文后彩图1，彩图2）。

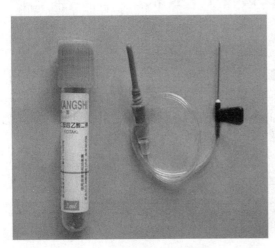

图 1-1-1　负压采血法器具

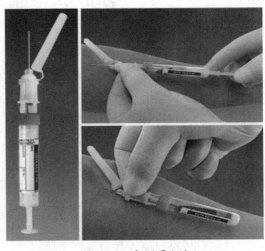

图 1-1-2　负压采血法

常选择肘正中静脉或贵要静脉处采集静脉血，在穿刺点上方约6cm处系止血带，消毒，嘱被采血者握拳使静脉充盈。将一次性采血针一头胶套取下，以15°～30°角度刺入血管，见回血后，固定针柄；将双向采血针另一端针头刺入真空采血管的管盖，使血液顺着压力差流入真空采血管内。待血液停止流动后，固定针头不动，取下该真空采血管，将其余备好的真空采血管依次推入、取出，完毕松止血带，最后拔出穿刺针，用无菌干棉签按压针眼处片刻以止血。

负压采血法的优点如下所述。

（1）血样无容器之间的转移，减少了溶血现象而有效保护了血液有形成分。

（2）减少了二次污染机会，保证待检血液标本原始性状的完整性，使检验结果更为真实。

（3）如果使用血量或检查项目较多时，只要更换封闭的负压试管就可连续采血。

（4）采集的血液标本转运方便，特别适用于病房和野外流动采血，能避免对医护人员的感染和患者血液标本间的交叉污染。

2. 皮肤毛细血管采血法（skin puncture for blood collection）　皮肤毛细血管采血法主要用于需血量微小的检查项目，所得到的末梢血不单纯是毛细血管血，实际是微动脉、微静脉和毛细血管的混合血，并依采血时挤压的力度不同含有少量细胞间质和细胞内液。

采血部位：成人常用手指或耳垂采血。耳垂采血痛感较轻，操作方便，但血循环较差，受气温影响较大，检查结果不够恒定，现在不提倡使用。手指采血操作方便，可获相对较多血量，检查结果也比较恒定。世界卫生组织（WHO）曾推荐必要时可用左手环指指端内侧血做血液一般检验。婴幼儿因手指太小可用脚大趾或足跟部位采血。严重烧伤患者，应选择皮肤完整处采血。

采血器：采用特制三棱针或专用"采血针"，特别是后者有利于采血技术的质量控制，严禁用注射针头代替采血针。为避免交叉感染，必须严格实行一人一针一管（毛细吸管）。

采血方法：轻轻按摩采血部位，使局部组织自然充血，消毒皮肤。干燥后，紧捏采血部位两侧，右手持一次性消毒采血针迅速刺入，深度以 2～3mm 为宜，稍加挤压血液自动流出。第 1 滴血液因混入组织液相对较多，常弃去不用。用微量吸管吸取血液至所要求的刻度，然后用无菌干棉球压住针刺点以止血。

【注意事项】

（1）采血前患者应保持平静，一般应在清晨时间空腹取血。

（2）静脉采血时，止血带压迫时间应小于 1min。压迫时间过长（超过 2min），大静脉血流受阻而使毛细血管内压上升，可能会使血管内液与组织液交流，致使分子量小于 5KDa 的物质溢入组织液；而且随着压迫时间延长，局部组织可能发生缺氧而引起血液成分的变化增大。

（3）负压采血时，若遇到血液不能顺畅地流入真空管，可能是因为真空管的真空度不够，更换真空管即可解决这一问题。

（4）如遇患者采血后发生晕厥，可让其迅速平卧休息片刻，一般可很快恢复。必要时可嗅芳香氨酊，针刺或指掐人中、合谷等穴位。

（5）皮肤采血应避开有炎症、化脓、冻伤等皮肤损害部位。皮肤出汗应先用干棉球擦干，以免稀释血液。采血时切忌用力挤压，以免混入组织液，影响检验结果。

（6）采集血浆或血清标本时要注意防止溶血。注射器和容器必须保持干燥，静脉采血完毕应先拔针头，然后将血液徐徐注入标本容器，避免冲击力过大而致溶血。发生溶血的主要原因有容器不清洁、接触水或化学溶剂、强力振荡和分离血细胞时操作不慎等。一旦由于某种原因发生了溶血，应重新采血，不能勉强和凑合使用，以免影响检验结果。

【思考题】

1. 负压采血法的主要优点有哪些？

2. 静脉采血法和皮肤毛细血管采血法各适合于什么情况？

实验二　动物血液标本的采集

动物经免疫 3～5 次后，可取血测定抗体效价，若鉴定合格，应在末次免疫后 5～7d 及时采血；若抗体效价不理想，可追加免疫 1～2 次后再行采血。

【实验目的】

熟悉免疫学试验中常用动物的血液采集方法。

常用实验动物：小鼠、大鼠、家兔和犬。

【实验器材】

1. 器材　兔箱、兔固定台、犬固定台、鼠固定板、剪刀、手术刀、注射器、玻璃毛细管、血色素吸管、止血带等。

2. 试剂　1%肝素生理盐水溶液、饱和草酸钾溶液、3.8%的枸橼酸钠溶液、生理盐水。

【实验方法】

实验动物的采血方法较多，按采血部位不同可分为穿刺采血法（含剪、割法）、断头采血法、心脏采血法、颈动（静）脉采血法、腹主动脉采血法、股动脉采血法、耳静脉采血法、尾静脉采血法等。

1. 大鼠与小鼠的采血方法

（1）尾静脉采血法：适用于所需采血量很少时。固定动物并露出鼠尾，将尾部浸入45～50℃温水中数分钟，使尾静脉充血，擦干，再用酒精棉球消毒。剪掉尾尖（0.2～0.3cm），拭去第一滴血。然后用血色素吸管定量吸取尾血。采血完毕用干棉球压迫止血。亦可不剪尾，用7～8号注射针头连上注射器直接刺入尾静脉采血（图1-1-3）。若反复采血，可由鼠尾远心端向近心端逐步穿刺（或剪断尾部）。

（2）眼眶静脉丛采血法：当需血量中等而又要避免动物死亡时采用。左手拇指及示指紧紧握住大鼠或小鼠颈部，压迫颈部两侧使眶后静脉丛充血，但用力要恰当，防止动物窒息死亡。右手持7号针头（连接1ml的注射器）或者玻璃毛细管，从右（左）眼内眦部以45°角刺入（图1-1-4）。大鼠刺入深度为4～5mm，小鼠为2～3mm，当刺入后感到有阻力时停止推进，同时退针0.1～0.5mm，边抽边退。采完后拔出针头或毛细管，同时除去加于颈部的压力，用干棉球压迫止血。小鼠一次可采血0.2～0.3ml，大鼠一次可采血0.5～1ml。

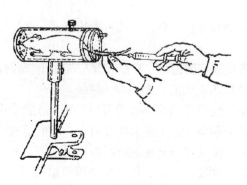

图1-1-3　鼠尾静脉采血

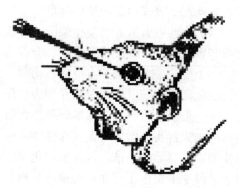

图1-1-4　鼠眼眶静脉丛采血

（3）断头采血法：当需血量较大而又不需继续保存动物生命时采用。该法是用利器（术剪或刀片）断离头颈部一次性采血，适用于大鼠和小鼠。采血时操作者左手拇、示指握住鼠颈部，头部朝下，用利剪在鼠颈头间1/2处剪断，让血液自由滴入容器中，小鼠可采血1ml左右，大鼠可采血10ml左右。断头采血法所获血液中混有少量组织液，有时还混有断毛，极易被污染，故采血时应注意防止污染。

2. 家兔采血方法

（1）耳缘静脉采血法：为最常用的取血方法之一，可多次反复取血。将家兔固定于兔箱中，选静脉较粗而清晰处，拔掉拟采血耳缘部细毛，用手指轻弹兔耳或电灯照射兔耳，使耳部血管充分充盈，然后消毒，用5号半针头沿耳缘静脉远端（末梢端）刺入血管（静脉采血时应逆血流方向进针），取血后酒精棉球压迫止血，此法一般可采血5～10ml。也可左手压迫耳根，用针头刺破静脉或以刀片在血管上切一小口，让血液自然流出。采取抗凝血时应在耳缘切口处涂20%枸橼酸纳液，采血完毕用干棉球压迫止血。

（2）颈动脉采血法：常用的取血方法之一，适用于家兔、绵羊和山羊等。以家兔为例，在家兔颈外侧做皮肤切口，分离颈总动脉，插入动脉插管，将血液引入无菌的玻璃器皿。放血不宜过快，否则易致动物死亡，故应在放血总量近一半时，将动脉夹住片刻后再继续放血，这样获得的血量可明显增多，颈动脉采血一般可获血50ml，最多可获70～80ml。

（3）耳动脉采血法：耳部采血也可选耳中央动脉，兔耳中央有一条或两条较粗、颜色较鲜红的动脉，刺入方向应朝近心端（图1-1-5，彩图3）。由于兔耳中央动脉在受刺激时有痉挛反应，因此刺入血管后稍等片刻或在痉挛前迅速抽血。取血针头应稍大一些，一般用6号针头。耳动脉采血部位应从中央动脉末端开始，不要在近耳根部进针，因近耳根部组织较厚，血管不清晰。

（4）心脏穿刺采血法：多用于家兔、豚鼠、大鼠和鸡等动物的采血（小动物因心脏搏动很快、心腔小、位置较难固定而较少使用）。将家兔仰卧位固定在兔台上或由助手捉持，在左胸第2～4肋部剪毛，常规消毒。采血时，先用指尖于第3～4肋胸骨左缘探明心脏搏动最明显之处进针，针头宜长些（采用6号针头）（图1-1-6，彩图4）。刺入胸腔后，仔细感觉针尖随心脏搏动在动，如将注射器抽成负压，血液可自动流入注射器。采血完毕迅速将针头拔出，这样心肌上的穿刺孔较易闭合，针眼处用酒精棉球压迫止血。1只家兔一次可采血20～30ml。心脏采血时动作应迅速，缩短留针时间以防止血液凝固，若针头已刺入心腔但又抽不出血时，应将针头稍微轴向转动一下或稍后退一点，切不可使针头在心脏内横向摆动。

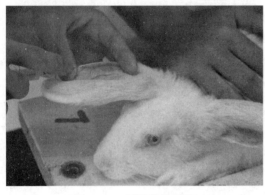
图1-1-5　耳缘静脉采血

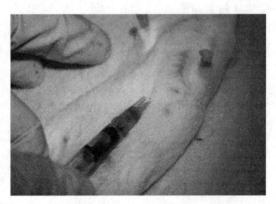
图1-1-6　心脏采血

（5）股动脉采血法：将家兔仰卧于实验台上，伸展后肢固定，暴露出腹股沟三角动脉搏动部位，剪毛，消毒，使用5号半针头的注射器，以血管搏动为指标，将针头直接刺入血管内。若已刺入动脉血管，即有鲜红色血液流入注射器。抽血完毕迅速拔出针头，用干棉球压迫止血几分钟。

3. 犬的采血方法

（1）后肢外侧小隐静脉和前肢皮下头静脉采血：本法最常用，且方便。抽血前，将犬固定在犬固定台上或使犬侧卧，剪去抽血部位的毛，常规消毒，一人用力压迫静脉近心端或用止血带绑紧，使静脉充盈，另一人使用5号半针头的注射器，直接刺入血管内。采血完成后迅速拔出针头，以干棉球压迫止血。

（2）耳缘静脉采血：适用于需血量少的检查项目，方法与家兔耳缘静脉采血相似。

【注意事项】

（1）实验动物一次采血量不宜过多，采血次数也不要过于频繁，否则可能影响动物健康，造成动物贫血甚至死亡。

（2）穿刺采血时应准确、迅速地刺破血管，注意不可反复戳刺同一进针点。

（3）采血方法的选择主要取决于实验目的和所需血量的多少。需血量较少时可取毛细血管的血，需血量较多时可做静脉采血；若需反复多次静脉采血时，应由远心端向近心端逐步穿刺。

（4）若需抗凝全血，在注射器或试管内需预先加入抗凝剂，常用的抗凝剂有以下几种。

1）草酸钾：常用于供检验用血液样品的抗凝。在试管内加饱和草酸钾溶液 2 滴，均匀浸湿管壁后，放入烘箱（80℃）烤干，包好备用，每管能使 3～5ml 血液不凝固。

2）肝素：是一种含硫酸基团的黏多糖，分子量为 15 000，带强大的负电荷，具有多方面抗凝作用，主要对抗凝血活酶和凝血酶的形成和活性，阻止血小板聚集。取 1%肝素溶液 0.1ml 于试管内，均匀浸湿试管内壁，放入烘箱（80～100℃）中烤干。每管能使 5～10ml 血液不凝固。市售的肝素注射液每毫升含肝素 12 500U，相当于肝素钠 125mg。

3）枸橼酸钠：1 份 3.8%的枸橼酸钠溶液可使 9 份血液抗凝，常用于红细胞沉降率的测定。因其抗凝作用较弱且碱性较强，不适用于供化验用的血液样品；因其毒性小，可用于输血保养液中。

（5）动物采血后应尽快分离血清。分离血清的方法常采用室温自然凝固，然后置 37℃或 4℃使血块收缩，收集血清置 -20℃保存备用。

【思考题】

1. 哪些动物可采用心脏穿刺采血法？为什么小鼠一般不采用心脏穿刺采血法？
2. 眼眶静脉丛采血法适用于什么动物？

（阳志勇　胡四海）

第二章　免疫细胞分离与制备技术

免疫细胞的分离是进行免疫学检测的前提条件，特别是免疫细胞功能的体外检测，往往需要从人或动物外周血或组织中分离出有活性的免疫细胞。免疫细胞（immune cell）指所有与免疫有关的细胞，主要包括淋巴细胞[T 细胞、B 细胞和 NK 细胞（natural killer，NK）]、树突状细胞、单核/巨噬细胞（monocyte/macrophage）、中性粒细胞（neutrophil）等。本章重点介绍外周血单个核细胞（peripheral blood mononuclear cell，PBMC）的分离、T/B 淋巴细胞的分离、NK 细胞的分离、小鼠脾细胞的制备和小鼠腹腔吞噬细胞的制备。

实验三　人外周血单个核细胞的分离

PBMC 包括血液中的淋巴细胞和单核细胞。PBMC 是进行细胞免疫学试验最常用的细胞，分离 PBMC 的常用方法有物理法（如密度梯度离心法、细胞比重法等）、化学法（如低渗盐水法、氯化铵溶红细胞法）等。目前国内外分离 PBMC 的最常用方法是聚蔗糖-泛影葡胺密度梯度离心法（ficoll-hypaque density gradient centrifugation）。此法操作较简便，分离纯度高（90%以上）、产量高（淋巴细胞约占 90%）、细胞活性高（活细胞达 95%以上）。

【实验目的】

熟悉用密度梯度离心法分离外周血淋巴细胞。

【实验原理】

PBMC 与血液中其他血细胞的比重略有不同，红细胞和粒细胞比重较大（1.092 左右），PBMC 比重较小（1.075～1.090，比重可随物种不同而不同）。将抗凝血置于一定比重（1.075～1.092）的淋巴细胞分离液上面，经一定速度离心后形成密度梯度细胞层：红细胞和粒细胞因比重大于分层液而沉于管底，血小板因比重小而悬浮于血浆中；而比重与分层液接近的 PBMC，离心后密集于血浆层与分层液的界面呈白色膜状，收获白膜层，即可获得较纯的 PBMC。

【实验器材】

（1）淋巴细胞分离液：即聚蔗糖（ficoll）-泛影葡胺（urografin，商品名常用 isopaque 或 hypaque）分层液，又名 ficoll-hypaque 分层液，比重 1.077±0.001。

（2）肝素抗凝剂：用 Hank's 液或生理盐水稀释成 1000u/ml，肝素用量约为 25u/1ml 血。

（3）Hank's 液：pH7.2～7.4，无 Ca^{2+}、Mg^{2+}（配制见附录）。

（4）10%小牛血清 RPMI-1640（配制见附录）。

（5）0.4%台盼蓝（又名锥虫蓝）染色液（trypan blue solution）：用生理盐水配制（配制见附录）。

（6）血球计数板、显微镜、水平式离心机；无菌试管、毛细滴管和刻度吸管等。

【实验方法】

（1）静脉取血 1～2ml，注入盛有肝素（约 25u/ml 血）的无菌试管内摇匀，使血液抗凝，抗凝血用等量 Hank's 液稀释，并充分混匀。

（2）取无菌中试管一支，自管底加入 1.5～2ml 淋巴细胞分离液（保持分离液液面之上管壁不受玷污）。

（3）用滴管将稀释后的抗凝血沿试管壁轻轻缓慢叠加于分层液面上，应保持两种液体界面清晰。

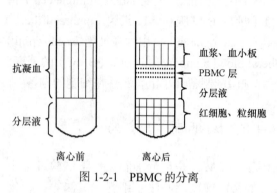

图 1-2-1　PBMC 的分离

（4）平衡试管重量后置于水平式离心机内以 2000r/min，离心 20min。离心后试管内容物分为三层，上层为血浆（内含血小板），中层为淋巴细胞分离液，底层为红细胞和粒细胞。在上层和中层界面处有一个富含单个核细胞的白色云雾状狭窄带，即 PBMC 层（图 1-2-1）。

（5）将毛细吸管轻轻插到白色云雾层，吸出该层细胞，置入另一支离心管中；或先吸去上层的血浆层（含血小板），再用另一支毛细吸管小心吸取 PBMC 层（要尽量吸取所有的单个核细胞，又要避免吸取过多的分层液或血浆，以免混入其他细胞成分）。加入 5 倍以上体积的不含 Ca^{2+}、Mg^{2+} 的 Hank's 液洗涤细胞 2 次，每次离心 1500r/min，10min 后，吸弃上清。

（6）最后一次吸弃上清后，加入适量含有 10%小牛血清的 RPMI-1640 液定容，计数细胞后再调整细胞至所需浓度。一般每毫升健康成人外周血可分离出（1～2）×10^6 个单个核细胞。

（7）细胞活力检测：取 0.1ml 细胞悬液与等量 0.4%台盼蓝染色液混匀，5～10min 后取 1 滴于血球计数板上充池，高倍镜下计数 4 个大方格内的细胞总数。死细胞被染成蓝色，体积较大且无光泽；活细胞体积较小而透明，不着色。计数 200 个淋巴细胞，计算出活细胞百分率，一般细胞活性应在 95%以上。

【实验结果】

PBMC 浓度（细胞数/毫升悬液）=4 个大方格内细胞总数/4×10^4×稀释倍数

活细胞（%）=活细胞数/总细胞数×100%

用本法分离 PBMC，纯度在 90%以上，收获率可达 80%～90%，活细胞百分率在 95%以上。

【注意事项】

（1）与血液样品接触时应注意生物安全防护，避免血源性传染病。

（2）将稀释的抗凝血加于分层液上时，要沿管壁缓慢加入，使分层液与血液的界面十分清晰，避免血液冲散分层液的液面而影响分离效果。

（3）用毛细吸管吸取富含 PBMC 的白色云雾层时，动作要轻巧，最好一次吸完，避免将白色云雾层冲散。

（4）操作全程应尽可能快地完成，以免死细胞数增加。活细胞百分率过低可能会影响某些试验的正常进行。

（5）用淋巴细胞分离液分离 PBMC 时，必须使用水平式离心机；待离心的试管离心前必须平衡，离心机转速的增加和减少要均匀、平稳，以保持试管内液体界面的清晰。

（6）获得的 PBMC 层悬液用 5 倍体积的 RPMI-1640 洗涤 2 次，依次以 2000r/min、1500r/min 在室温下（18～25℃）离心 10min，可去掉大部分混杂的血小板。

（7）淋巴细胞分层液的密度是影响分离效果的关键因素之一，分离人的 PBMC 最适密度在室温下应为 1.077 ± 0.001；应避光 4℃下保存，取出后逐渐升至室温后混匀，方可使用。

（8）所用玻璃器皿应该洁净。如果制备的 PBMC 悬液用于细胞培养时，上述操作过程都要在无菌条件下进行，所用器材、试剂都应无菌。

（9）分离组织中的单个核细胞亦可采用上述方法。

【思考题】

1. 你认为本次试验成败的关键因素是什么？应该怎样把握？

2. 现分离得到 10ml PBMC 悬液，加台盼蓝染色液对倍稀释后充池计数 4 大方格，未着色细胞为 480，若要校正活细胞浓度为 1×10^6/ml，如何进行校正？若要同时进行细胞活力检测，应如何计数和计算？

3. 上述 PBMC 细胞浓度的计算公式中，乘以 10^4 是什么意思？

实验四　T、B 淋巴细胞的分离

密度梯度离心法分离的 PBMC 中，除了 T、B 淋巴细胞外，还混有单核细胞。在体外检测 T 细胞或 B 细胞的功能时，首先需要分离出纯的 T 细胞和纯的 B 细胞。T 细胞与 B 细胞表面黏附特性和表面受体不同，借此可将 T、B 细胞分离开。常用的方法有尼龙毛柱分离法和 E 花环分离法。

一、尼龙毛柱分离法

【实验目的】

了解尼龙毛柱分离法分离 T、B 细胞的原理与方法。

【实验原理】

单个核细胞中的单核细胞和 B 细胞具有黏附于尼龙纤维（nylon wool，即聚酰胺纤维）表面的特性，而 T 细胞表面光滑，无黏附作用。PBMC 在通过装有尼龙毛的柱时，B 细胞和单核细胞被黏附于柱上，而 T 细胞不被黏附随液体流出，借此将 T、B 细胞分离开。

【实验器材】

1. 标本　外周血单个核细胞（PBMC）悬液。

2. 试剂　Hank's 液，含 20%FCS（胎牛血清）的 RPMI-1640 培养液，0.2mmol/L HCl。

3. 器材　尼龙毛（尼龙纤维）、聚乙烯管（长 12～14cm，直径 5～6mm）或用注射器针筒代替、水平式离心机、试管、毛细吸管等。

【实验方法】

（1）尼龙毛柱的制备

1）将尼龙毛放入烧杯内，加双蒸水煮沸 10min，置尼龙毛于漏斗内沥干。重复上述过程 6 次，最后两次煮沸用去离子水（国产的尼龙毛需事先用 0.2mol/L HCl 浸湿数小时，取出后用双蒸水反复冲洗，再按上述方法处理）。

2）称取尼龙毛，将其仔细撕开，使其松散均匀，装入注射器，高压灭菌（可根据过柱的细胞总数来确定注射器的大小和尼龙毛的重量，见表 1-2-1）。

表 1-2-1　装尼龙毛柱所用的注射器大小和尼龙毛重量

细胞数量	注射器容量（ml）	尼龙毛重量（g）/注射器	尼龙毛在注射器内体积（ml）
1×10^8	10～12	0.6	6
3×10^8	35	1.6	18
4×10^8	35	2.4	24

3）用前将柱内尼龙毛用 37℃预温的 RPMI-1640 培养液浸润，于 37℃下静置 30min，然后分别用 Hank's 液和 RPMI-1640 培养液各 5ml 洗柱，流速 2ml/10s。

（2）1×10^8 个 PBMC 重悬在 1～2ml 含 20%FCS 的 RPMI-1640 培养液中，将细胞悬液装柱，水平置 37℃孵育 60min。

（3）用 37℃预温的含 20%FCS 的 RPMI-1640 培养液洗脱尼龙毛柱 2 次，流速 1 滴/秒。洗脱液中富含 T 细胞。

（4）用冷的 RPMI-1640 培养液洗脱尼龙毛柱 2 次，边洗边挤压，洗脱液中富含 B 细胞。

【实验结果】

本法分离所得的 T 细胞纯度可达 80%～90%，B 细胞纯度可达 70%～80%，细胞活力可达 90%以上。可用荧光标记 CD3 单抗（或 E 花环形成试验）鉴定 T 细胞纯度，用抗 Ig 荧光抗体法鉴定 B 细胞纯度，用台盼蓝染色法鉴定细胞活力。

【注意事项】

（1）尼龙毛柱的质量直接影响到分离效果。尼龙毛柱应均匀、松散、连续、不留气泡。装柱的长度应与分离的细胞成正比，一般柱高 6cm，可有效滤过（2～3）$\times 10^7$ 个细胞。

（2）用手挤压尼龙毛柱时，柱内一定要充满液体。挤压时用力要适度，用力过重，会损伤 B 细胞，还会将黏附力大于 B 细胞的单核细胞也随之挤下；用力过轻则会使 B 细胞流出不全。

（3）冲洗尼龙毛柱时应注意溶液及环境的温度。温度过低，B 细胞和单核细胞易脱落，使 T 细胞纯度下降，B 细胞得率降低。

（4）有些 T 细胞亚群可能滞留在柱内。

（5）尼龙毛可回收利用，用过的尼龙毛可用生理盐水漂洗，然后放入 0.2mol/L HCl 内过液，洗涤程序同前。

【思考题】

1. 尼龙毛柱分离法分离 T、B 细胞的原理是什么？PBMC 悬液中所含的单核细胞能否除去？为什么？

2. 收集 B 细胞挤压尼龙毛柱时应注意什么？为什么？

3. 用该法分离得到的 T、B 细胞如何进行纯度和活力鉴定？

二、E 花环分离法

【实验目的】

熟悉 E 花环分离法分离 T、B 细胞的原理与方法。

【实验原理】

人类 T 细胞表面具有能与绵羊红细胞（SRBC）结合的受体（E 受体，即 CD2），可与 SRBC 结合形成 E 花环。形成 E 花环后的 T 细胞，体积和比重较其他细胞大，可通过速率沉降（rate sedimentation，即体积分离）或平衡沉降（equilibrium sedimentation，即密度分离）将 T 细胞与 B 细胞加以分离。T 细胞形成的 E 花环在 37℃稳定性较差，采用还原剂 AET（溴化二氨基异硫氢化物 2-aminoethylisothiurnium bromide hydrobromide）或神经氨酸酶（neuraminidase）预处理 SRBC，可使 T 细胞形成大而稳定的花环，且花环形成快速、形成率高。经分层液密度梯度离心后，能形成 E 花环的 T 细胞沉于管底，而不能形成 E 花环的细胞（如 B 细胞和单核细胞）则在分层液的界面。将 E 花环形成细胞用低渗溶液处理，溶解 SRBC，即可获得较纯的 T 细胞。

【实验器材】

（1）阿氏液（配制见附录）、新鲜绵羊抗凝血、pH7.2 的 PBS、神经氨酸酶、AET、Tris-氯化铵溶液（1mol/L 氯化铵以 9：1 比例与 0.17mol/L Tris 溶液混合，调 pH 至 7.2，过滤，4℃保存）、RPMI-1640 培养液、淋巴细胞分离液等。

（2）试管、毛细吸管、水浴箱、水平离心机等。

【实验方法】

1. 用神经氨酸酶处理的 SRBC 分离 T 细胞

（1）神经氨酸酶处理的 SRBC 的制备：取用阿氏液对倍稀释的绵羊抗凝血 20～30ml，用 PBS 洗涤三次（2000 r/min，5min）。末次洗涤后将 SRBC 重悬在 20ml RPMI-1640 培养基中，加入 0.5ml 神经氨酸酶（1u/ml），然后置于 37℃水浴中孵育 30min，再用 PBS 洗涤 SRBC 两次。末次洗涤弃上清后，按 10%（V/V）加 RPMI-1640 培养基于试管内混匀，置 4℃可存放两周左右。

（2）分离 T 淋巴细胞与 B 淋巴细胞：将（3.0～4.0）×10^6 个淋巴细胞重悬在 4ml RPMI-1640 培养液中，加 1ml 10%（V/V）神经氨酸酶处理过的 SRBC 悬液，混匀。将上述 5ml 细胞悬液叠加在 3ml 淋巴细胞分离液上，做密度梯度离心 1500～2000r/min，20min，吸出界面云雾状细胞层，它们是未形成 E 花环的细胞，即 B 细胞；沉淀于管底的 E 花环阳性细胞为 T 细胞群体。

2. 用 AET 处理的 SRBC 分离 T 细胞

（1）称取 402mg AET，溶于双蒸水 10ml 中配成 0.14mol/L 溶液。用 4mol/L 氢氧化钠溶液调 pH 至 9.0，现用现配。

（2）取离心洗涤后的 SRBC，按压积 1：4 的比例加入 0.14mol/L AET 溶液，充分混匀。37℃孵育 15min，每 5min 摇匀一次。

（3）用 PBS 或 Hank's 液洗 SRBC 5 次，用 RPMI-1640 培养液配成 1%（V/V）细胞悬液。

（4）取（2～3）×10^6/ml 淋巴细胞悬液与等体积的经 1%AET 处理的 SRBC 悬液混合，

37℃孵育 15～20min，每 5min 摇匀一次。低速离心（500r/min，5min），4℃孵育 40～45min。将该细胞悬液预温至 20℃，叠加于淋巴细胞分离液上做密度梯度离心分离，1500～2000r/min，20min。余后步骤同神经氨酸酶处理的 SRBC 分离 T 细胞法的最后步骤。

【实验结果】

沉淀于管底的 E 花环形成细胞即为 T 细胞群体，用低渗的 Tris-氯化铵溶液溶解 SRBC，即可获得较纯的 T 细胞。

【注意事项】

（1）10%～80%的 NK 细胞也能表达 CD2 分子，故用此法分离的 T 淋巴细胞难免混杂 NK 细胞。必要时可用 Percoll 非连续性密度梯度离心法将 T 细胞与 NK 细胞加以分离。

（2）AET 处理的 SRBC 悬液 4℃可存放 1 周，但 SRBC 悬液有溶血者不宜使用。

（3）小牛血清（RPMI-1640 培养液中）用 SRBC 吸收后使用，可除去小牛血清中的凝集素，从而提高 T 细胞的分离率。

（4）AET-SRBC 花环形成后，应立即计数，否则当 37℃温热后，花环可解离。

（5）所用溶液 pH 以 7.2～7.4 为宜，温度在 30℃以上或 10℃以下可影响 E 花环形成，最适温度为 23℃±2℃。

（6）为了获得更纯的 B 细胞，可往 B 细胞制备液中加入抗 T 细胞的单抗和补体，经保温破坏混入的少量 T 细胞；反之，T 细胞制备液中加入抗 B 细胞抗体和补体，可得到纯度更高的 T 细胞。

（7）可分别采用 CD3、CD19 单抗间接免疫荧光试验鉴定 T、B 细胞纯度，台盼蓝拒染法计数细胞存活率。

【思考题】

1. 用 E 花环分离法分离 T、B 细胞的原理是什么？

2. E 花环形成细胞均为 T 细胞吗？为什么？

3. 试验中使用的神经氨酸酶和 AET 的作用是什么？

4. 采用 CD3、CD19 单抗的间接免疫荧光试验为什么能鉴定 T、B 细胞的纯度？

实验五　NK 细胞的分离

NK 细胞即自然杀伤细胞，来源于骨髓淋巴样干细胞，成熟的 NK 细胞离开骨髓进入外周免疫器官，主要分布于外周血和脾脏，在淋巴结和其他组织中也有少量存在。人外周血中，NK 细胞占淋巴细胞总数的 5%～7%。NK 细胞不表达特异性抗原识别受体，是不同于 T、B 淋巴细胞的第 3 类淋巴细胞。因其胞质内有许多嗜苯胺颗粒，又称为大颗粒淋巴细胞。目前将人 TCR⁻、mIg⁻、CD56⁺、CD16⁺淋巴样细胞鉴定为 NK 细胞。

【实验目的】

了解 Percoll 非连续密度梯度离心法分离 NK 细胞的方法。

【实验原理】

采用 Percoll 非连续密度梯度离心法分离 NK 细胞。Percoll 是一种经聚乙烯吡咯烷酮（PVP）处理的硅胶颗粒，是一种新型密度梯度离心的分离剂。它的渗透压低（<20 mOsm/kg H₂O）、黏度小，可形成高达 1.3g/ml 密度，采用预先形成的密度梯度时可在低离心力（200～1000g）下数分钟至数十分钟内达到满意的细胞分离结果。40%～42.5%的 Percoll 及 42.5%～

45%的 Percoll，这两部分富含 NK 细胞。

由于 Percoll 扩散常数低，所形成的梯度十分稳定。此外，Percoll 不穿透生物膜，对细胞无毒害，还可将受损细胞及其碎片与完好的活细胞分离，因此广泛用于细胞、亚细胞成分、细菌及病毒的分离。

【实验器材】

（1）pH 7.3 枸橼酸缓冲液：枸橼酸 327mg，枸橼酸钠 2.63g，碳酸氢钠 222mg，葡萄糖 2.55mg，加蒸馏水至 100ml。

（2）聚蔗糖-泛影葡胺分层液（D=1.077±0.001）。

（3）Percoll（Pharmacia 产品）。

（4）Hank's 液（含 5%小牛血清）、8.5% NaCl、1.5 mol/L PBS。

（5）10 ml 试管、注射器、水平离心机等。

【实验方法】

1. PBMC 的分离

（1）将外周抗凝血与枸橼酸缓冲液按 7∶1 比例混合。

（2）离心，1000r/min，10min，弃上清，注意勿触及细胞沉淀。

（3）用吸管小心吸取细胞沉淀上面富含白细胞的部分。

（4）以 3 倍体积的 Hank's 液稀释细胞，置于聚蔗糖-泛影葡胺分层液上，离心，2000r/min，20min。

（5）小心吸取界面白细胞部分，用 Hank's 液洗 2 次，配成（0.5～1）×10^8/ml。

2. Percoll 非连续密度梯度离心

（1）不同浓度（密度）Percoll 溶液的制备：用 9 份 Percoll 与 1 份 8.5%NaCl 或 1.5 mol/L PBS 混合制成 Percoll 悬液，此悬液被设定为 100%Percoll 悬液，其密度为 1.1294 g/L。然后用生理溶液（0.85%NaCl 或 0.15 mol/L PBS）稀释至 57.5%、55%、52.5%、50%、47.5%、45%、42.5%和 40%八种不同浓度，范围为 40%～57.5%，每梯度相差 2.5%（稀释度与密度成线性相关）。

（2）不连续梯度密度 Percoll 层的制备：取 1 支试管，先将试管壁用牛血清湿润，除去多余血清（这种处理可使逐层叠加的 Percoll 液平稳沿管壁流下，形成满意的界面）。将不同梯度的 Percoll 悬液轻轻地一层层铺起，加时从高密度至低密度，每层 Percoll 悬液 1.2～1.5ml，最后加 1ml 细胞悬液于顶部。

（3）离心，2000r/min，30min。

（4）小心地吸取第 2、3 部分的细胞。第一部分在顶部液体与 40% Percoll 之间，第 2 部分在 40%～42.5%的 Percoll，第三部分在 42.5%～45%的 Percoll，第 2、3 部分富含 NK 细胞。

（5）用 Hank's 液洗 2 次，1000r/min，10min，细胞重悬于 Hank's 液中，4℃存放备用。

【实验结果】

通过形态学和细胞活力分析，Percoll 密度梯度离心法分离的 NK 细胞，80%为大颗粒淋巴细胞，细胞活力可达 95%。

【注意事项】

（1）血标本应新鲜，宜在 4℃下分离细胞，以保持细胞活力。

（2）样品体积和细胞浓度根据不同细胞而异，一般加样体积不宜过大，细胞浓度也不可过高，否则会影响细胞的分离和回收。

（3）由于多层 Percoll 之间密度差别不大，因此离心机加速、降速时要慢，要平稳。

（4）一般用枸橼酸盐抗凝，可能枸橼酸盐能更有效地阻断补体系统在体外活化。

【思考题】

1. 如何根据细胞表面标志来鉴定 NK 细胞?

2. NK 细胞在体内的主要免疫学功能是什么?

实验六　小鼠脾细胞的制备

脾脏是体内最大的免疫器官，是各种成熟淋巴细胞定居的场所，其中 B 细胞约占脾淋巴细胞总数的 60%，T 细胞约占脾淋巴细胞总数的 40%，还有少量 NK 细胞。由于小鼠脾细胞中含有 T 细胞、B 细胞和 NK 细胞，因此，在科研工作中常用小鼠脾细胞来进行淋巴细胞功能的检测，如 T 淋巴细胞增殖功能的检测、B 淋巴细胞增殖功能的检测，NK 细胞杀伤功能的检测等。本实验运用机械方法使脾细胞从脏器中分离出来。

【实验目的】

熟悉小鼠脾细胞的制备方法及在科研工作中的实际应用。

【实验原理】

小鼠脾细胞中含有 T 细胞、B 细胞和少量 NK 细胞，从小鼠脾细胞中获得上述细胞，可分别用于在体外检测小鼠的细胞免疫功能、体液免疫功能，以及 NK 细胞的杀伤功能。

【实验器材】

（1）6～8w 龄昆明种小鼠，雌雄不限，体重 18～20g。

（2）75%乙醇、碘酒、生理盐水、蒸馏水、1.8%盐水。

（3）解剖器械（眼科剪、眼科镊）、托盘、150mm 直径玻璃平皿、100 目不锈钢网、吸管、试管、水平离心机、试管架等。

【实验方法】

（1）颈椎脱臼处死小鼠，用 75%乙醇浸泡 3～5min，取出小鼠固定于无菌纸上，左腹侧朝上。

（2）在小鼠左腹侧中部剪开小口，撕开皮肤，暴露腹壁，可见长条状、紫红色的脏器，此即为脾脏。

（3）在脾脏下侧提起腹膜，剪开后上翻，暴露脾脏，用镊子提起脾脏，眼科剪分离脾脏下面的结缔组织，取出脾脏，置冰浴平皿中，加少许 Hank's 液。

（4）制备脾细胞悬液的方法如下。

1）梳刮法：脾脏可用镊子轻轻梳刮，避免将脾脏弄成碎片，将细胞悬液吸入离心管中，自然沉降 5min，将悬液移至另一离心管中，弃去较大的组织块，离心沉淀细胞。

2）钢网研磨法：将脾脏放置不锈钢网（100 目或 200 目）上，用注射器针芯轻轻研压脾脏，获细胞悬液。

3）酶消化法：将脾脏用镊子夹碎，每只脾脏加入 400u/ml 胶原酶（Ⅲ型）5ml，37℃消化 20min，用尼龙网过滤，得到单细胞悬液。

（5）吸取脾细胞悬液，移入试管中，用 Hank's 液洗涤 3 次，离心，1000 r/min，10min。

（6）吸弃上清，在细胞沉淀中加入 1ml 蒸馏水，震荡混匀，60s 内再加入 1ml Hank's

液，震荡混匀，放入水平离心机，1000 r/min，离心 10min。

（7）用 Hank's 液洗涤细胞 3 次，1000 r/min，离心 10min。弃上清，加入适量 Hank's 液重悬细胞即可得到脾细胞悬液。

【实验结果】

（1）观察脾脏结构是否完整，称重。

（2）根据品系不同，1 只 6～8w 龄小鼠，可得（5～20）×10^7细胞。

（3）细胞计数时用 0.4%台盼蓝染色后观察，活细胞数应在 90%以上。根据计数结果，将脾细胞悬液配成实验所需浓度。

【注意事项】

（1）低渗法溶解脾细胞中的 RBC 时，低渗状态不能超过 1min，否则会影响所分离脾细胞的活性。

（2）因为分离出的脾细胞在后续实验中还要继续培养，故操作过程要严格无菌；脾细胞制备要放在冰浴中，以尽量避免细胞死亡带来的误差。

（3）手术器械除术前高压灭菌外，也可将手术器械浸泡在 95%乙醇的容器中，使用前取出器械，在酒精灯上烧灼去除乙醇，即可保证无菌，此法较为简便。

【思考题】

1. 制备的小鼠脾细胞中主要含哪些免疫细胞？在科研工作中有哪些实际应用？

2. 为什么说进行小鼠脾细胞的制备，无菌操作至关重要？怎样才能把好无菌操作关？

实验七　小鼠腹腔巨噬细胞的制备

一、小鼠腹腔巨噬细胞的制备

单核巨噬细胞包括血液中的单核细胞和组织器官中的巨噬细胞，组织中的巨噬细胞来源于血液中的单核细胞。巨噬细胞是一种专职抗原提呈细胞，既参与固有免疫应答，也参与适应性免疫应答，故可通过检测巨噬细胞的活性来反映机体的免疫功能。

【实验目的】

熟悉小鼠腹腔巨噬细胞制备的原理与方法。

【实验原理】

巨噬细胞具有对异物吞噬和消化的功能。预先向小鼠腹腔注入少许异物（如石蜡油、硫代乙醇酸钠、巯基乙醇酸盐、淀粉、冷冻果糖液等），引起小鼠无菌性炎症渗出，以提高腹腔渗出液中巨噬细胞的浓度。异物注入后数小时或数天后吸出腹腔液，其中 70%～80% 为巨噬细胞，然后进行形态观察、计数及功能测定等。

【实验器材】

（1）昆明种小鼠（6～8w 龄），体重 18～20g，雌雄均可。

（2）75%乙醇、碘酒、生理盐水、RPMI-1640（含 5%小牛血清）。

（3）托盘、剪刀、镊子、150mm 直径玻璃平皿或细胞培养瓶、吸管、试管、水平离心机、试管架等。

【实验方法】

（1）给小鼠腹腔注射 5%淀粉肉汤液 1ml。

（2）72h 后再给小鼠腹腔注射 Hank's 液 3～5ml，轻揉其腹部。颈椎脱臼法处死小鼠，躯体用 75%乙醇浸泡 0.5～1min。

（3）仰卧固定小鼠，在超净工作台内用镊子将腹部皮肤提起，使其与腹膜分开，再剪开腹部皮肤，用镊子提起腹壁剪口处，剪开腹膜，用毛细吸管收集腹腔渗出液，其中富含巨噬细胞。

（4）将收集的腹腔液置于无菌试管内，1500r/min，离心 10min，吸弃上清。用 Hank's 液洗沉淀细胞一次，用 RPMI-1640 培养液（含 5%小牛血清）悬起细胞，调整细胞浓度为 2×10^6 / ml，采用平皿黏附法去除非黏附细胞（或培养瓶贴壁培养法留下贴壁细胞）后，制成细胞悬液。

【实验结果】

（1）高倍镜下观察小鼠巨噬细胞的形态（图 1-2-2，见文后彩图 5），用台盼蓝染色法检测细胞活力。

（2）计数巨噬细胞的得率，用本法制备的腹腔渗出液细胞中，巨噬细胞可达 70%～80%。

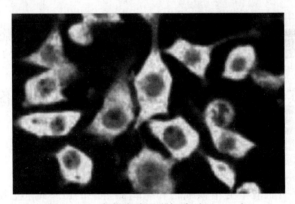

图 1-2-2　小鼠腹腔巨噬细胞（10×40）

【注意事项】

（1）充分揉搓小鼠腹腔，尽可能将巨噬细胞冲洗下来。

（2）本法也可用于大鼠、豚鼠腹腔巨噬细胞的收集，如所需用量较小时也可直接用 Hank's 液灌洗收集。

（3）用毛细吸管吸取腹腔液时，尽可能避开腹腔脏器，以免刺破血管或肠壁，导致血液流入腹腔，影响实验结果。

（4）吸出的腹腔液应用 Hank's 液洗涤后再贴壁，否则有血浆膜形成，影响贴壁。

（5）贴壁巨噬细胞分离有多种方法，如利多卡因孵育法等，但大多不够理想，故细胞分离后应用台盼蓝染色法检测细胞活力。

（6）炎性巨噬细胞的制备可用 3%的脱水硫羟乙酸培养基 2ml，注入小鼠腹腔，4d 后同法收集腹腔液细胞，每只小鼠腹腔细胞产量可以增加到 3×10^7 左右。需要指出的是炎性巨噬细胞的功能活性与正常腹腔巨噬细胞有很大差异。

【思考题】

1. 分离的小鼠腹腔巨噬细胞一般可用来进行哪些免疫学试验？

2. 巨噬细胞和单核细胞有何区别和联系？

3. 巨噬细胞的免疫功能主要有哪些？

4. 实验前 72h 给小鼠腹腔注射 5%淀粉肉汤液的作用是什么？

二、小鼠腹腔中性粒细胞的制备

中性粒细胞又称为多形核细胞（polymorphonuclear cell，PMN），属于固有免疫细胞，具有活跃的变形运动和吞噬能力，在炎症发生过程中发挥重要作用，尤其是抗化脓菌感染作用强。常用小鼠腹腔及外周血中性粒细胞和人外周血中性粒细胞研究其机制。正常情况下，一只小鼠腹腔内能分离到的中性粒细胞数少于 10^6，若大量制备则需要进行诱导。本实验重点介绍一种诱导和大量制备小鼠腹腔中性粒细胞的方法。

【实验目的】

熟悉小鼠腹腔中性粒细胞制备的原理和方法。

【实验原理】

中性粒细胞具有对异物吞噬和消化的功能。预先向小鼠腹腔注入少许异物（如液状石蜡、硫代乙醇酸钠、巯基乙醇酸盐、淀粉、蛋白质等），引起小鼠无菌性炎症渗出，以提高腹腔渗出液中中性粒细胞的浓度。异物注入后数小时或数天后吸出腹腔液，采用密度梯度离心法分离中性粒细胞，然后进行形态观察、计数及功能测定等。

【实验器材】

（1）昆明种小鼠（6～8w 龄），体重 18～20g，雌雄均可。

（2）9%酪蛋白。

（3）1×PBS（pH7.2，含 0.9mmol/L $CaCl_2$ 及 0.5mmol/L $MgCl_2$）。

（4）1×PBS（含 0.02%EDTA）。

（5）75%乙醇。

（6）Percoll 分层液：由 10ml 10×PBS/pH7.2 加入 90ml Percoll 原液配制。

（7）托盘、剪刀、镊子、注射器、15ml 或 50ml 聚丙烯离心管、10ml 超速离心管、10ml 注射器、吸管、水平离心机、试管架等。

（8）台盼蓝染色液。

【实验方法】

1. 配制酪蛋白液 将 9g 酪蛋白缓慢加入 100ml 热的 1×PBS（pH7.2，含 0.9mmol/L $CaCl_2$ 及 0.5mmol/L $MgCl_2$），同时摇动容器。125℃高压灭菌 1h，4℃可保存 1～2w，在使用前加热至室温。

2. 制备小鼠腹腔细胞

（1）给小鼠腹腔注射酪蛋白液 1ml，第 2d 重复注射 1 次。

（2）第 2 次注射后 3h 用 75%乙醇消毒小鼠腹部，暴露腹壁。

（3）用 10ml 注射器（21 号针头）给小鼠腹腔注射 5ml 1×PBS（含 0.02%EDTA）。

（4）轻揉小鼠腹部，并用同一个注射器轻轻将腹腔液吸至 15ml 聚丙烯离心管。

（5）1000r/min 或 200g 离心 10min，弃上清，用 1×PBS 洗 3 遍后收集细胞。

（6）将细胞悬浮于 1ml 室温 1×PBS 中，通过台盼蓝染色法检查细胞活力。

3. 通过连续密度梯度离心法分离中性粒细胞（图 1-2-3）

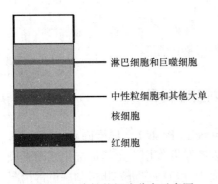

图 1-2-3 中性粒细胞分离示意图

淋巴细胞和巨噬细胞

中性粒细胞和其他大单核细胞

红细胞

（1）将收集的 1ml 腹腔细胞（5×10^7/ml）与 9ml Percoll 分层液置于 10ml 超速离心管中混合。

（2）超速离心混合液（4℃，25 700 r/min 或 60 650g），吸弃含有巨噬细胞和淋巴细胞的第 1 层液体，收集第 2 层中的细胞。

（3）将所得细胞加 $1\times$PBS 10ml，室温 1000r/min 或 200g 离心 5min，弃上清。

（4）通过台盼蓝染色法检查细胞活力，计数细胞后根据需要用 PBS 或适宜的培养基将细胞稀释备用。

【实验结果】

（1）高倍镜下观察小鼠腹腔中中性粒细胞的形态，用台盼蓝染色检查细胞活力（图 1-2-4，见文后彩图 6）。

（2）计数中性粒细胞的得率，本法制备的腹腔渗出液细胞所含中性粒细胞的比例可达 70% 左右。

附：台盼蓝染色液及染色方法

A 液：台盼蓝染料 1g，蒸馏水 100ml。将染料置于研钵中，边研磨边加入蒸馏水溶解。

B 液：NaCl 1.7g，加入 100ml 蒸馏水溶解。

临用前 A、B 液 1：1 混合，离心沉淀，取上清供染色用。混合后的染液存放过久易形成沉淀，故 A、B 液应临用前混合。

染色及镜检：取细胞悬液 0.1ml，加入新鲜配制的染色液 1 滴，室温下染 5～10min；取 1 滴悬液于载玻片上，加盖玻片，高倍镜下观察。死亡细胞膨大并染成浅蓝色，活细胞不着色，大小正常。

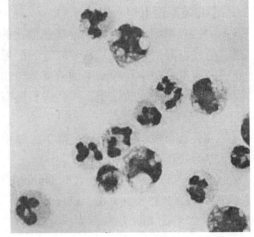

图 1-2-4 小鼠腹腔中性粒细胞（10×40）

【注意事项】

（1）充分揉搓小鼠腹腔，尽可能将腹腔液细胞全冲洗下来。

（2）用注射器吸取腹腔液时，尽可能避开腹腔脏器，以免刺破血管或肠壁，导致血液流入腹腔，影响实验结果。

（3）若需获得更多小鼠腹腔细胞可以重复实验方法 2 中的步骤（3）和（4）多次。

（4）用吸管吸弃第 1 层液体时，动作要轻巧，最好 1 次完成，避免将第 2 层细胞冲散。

（5）实验操作应尽快完成，以免死细胞数量增加。活细胞百分率过低可能会影响某些实验的正常进行。

（6）人外周血中性粒细胞可采用右旋糖酐法分离。

【思考题】

1. 分离所得的小鼠腹腔中性粒细胞可用来进行哪些免疫学试验？

2. 中性粒细胞的免疫功能主要有哪些？

实验八　免疫磁珠法分离免疫细胞及亚群

免疫磁珠（immunomagnetic bead，IMB）是一种均匀、具有超顺磁性及保护性壳的球形小粒子，由载体微球和免疫配基结合而成。载体微球的核心部分为金属小颗粒（Fe_3O_4、Fe_2O_3 等），是一种磁性高且较稳定的磁性材料，核心外包裹一层高分子材料（如聚氯乙烯、聚苯乙烯、聚乙烯亚胺等），最外层是功能基层，如羟基（-OH）、氨基（$-NH_2$）、醛基（-CHO）、羧基（-COOH）。由于载体微球表现出的物理性质不同，可共价结合不同的免疫配基，如酶、细胞、抗原、抗体、DNA、RNA 等生物活性物质。配基具有生物专一性的特点，且载体微球与配基结合不影响或改变配基原有的生物学特性，保证了磁珠的特殊识别功能。

免疫磁珠法（磁性活化细胞分选术，magnetic activated cell sorting，MACS）分离细胞是基于细胞表面抗原能与磁珠上连接的特异性单抗相结合，在外加磁场中，通过抗体与磁珠相连的细胞被吸附而滞留在磁场中，无该种表面抗原的细胞由于不能与磁珠上连接的特异性单抗结合而没有磁性，不能在磁场中停留，从而使细胞得以分离（图 1-2-5，见文后彩图 7）。

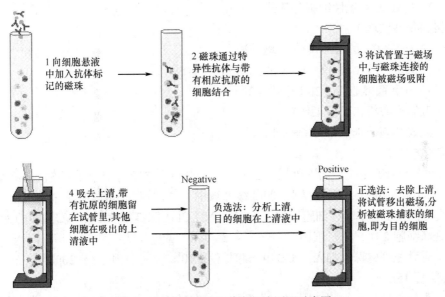

图 1-2-5　免疫磁珠法分离细胞原理示意图

免疫磁珠法分为正选法和负选法，也称阳性分选法和阴性分选法。磁珠结合的细胞就是所要分离获得的细胞，即为阳性分选法；磁珠结合的细胞为不需要的细胞，游离于磁场的细胞为所需细胞，即为阴性分选法。阴性分选法需要多种抗体标记不需要的细胞，因而磁珠用量比阳性分离法的大。

除用单抗直接标记磁珠外，还可采用间接标记磁珠进行细胞分选。后者有抗免疫球蛋白磁珠、抗生物素磁珠或链霉亲和素磁珠、抗荧光素磁珠等，极大地扩展了细胞分选范围。

免疫磁珠分选免疫细胞的纯度和获得率与磁珠所连接抗体的特异性和磁珠的特性有密切关系。直径为 50nm 左右的小磁珠一般来说对细胞无毒性，可生物降解，不改变细胞功能，分离细胞可以直接进行后续实验，如流式细胞仪分析或分选、细胞培养、分子生物学研究、回输给人或动物；大磁珠的缺点可能会影响分选细胞的生物学活性，不利于分离后的细胞培养。随着相关技术及仪器设备的发展，通过磁珠分选细胞越来越简便，且纯度和获得率越来越高，而对细胞的影响越来越小，故已广泛应用于人、大鼠及小鼠免疫细胞及其亚群、肿瘤细胞等的分离及纯化。本节以直接阳性免疫磁珠法分选 CD19$^+$（B220 细胞）细胞即 B 细胞为例，介绍细胞分选过程。

【实验目的】

熟悉直接阳性免疫磁珠法分离 B 淋巴细胞的原理、方法及应用。

【实验原理】

CD19 表达于除浆细胞外的各发育阶段的 B 细胞，用于 B 细胞表面 CD19 抗原特异性结合的抗-CD19 微珠（microbeads），可从外周血和其他组织（如骨髓、淋巴结和脾脏）中阳性选择人或小鼠 B 细胞。分选后的细胞可用于后续的细胞培养和功能研究。

【实验器材】

（1）小鼠或人单个核细胞悬液。

（2）小鼠或人 CD19 阳性分选免疫磁珠（结合有荧光素标记的抗小鼠或人 CD19 的单克隆抗体）。

（3）Midi MACS 磁性细胞分选器（由永久性磁铁和支架构成）及 LS 分选柱（填充有不同规格的磁性铁珠）。

（4）含 10% FCS 的 RPMI 1640 培养液。

（5）分选缓冲液（含 0.5%BSA 的无菌 PBS 液）。

（6）15ml 无菌离心管、3ml 移液滴管。

（7）低温离心机、超净工作台。

（8）流式细胞分选仪（FACScan）。

【实验方法】

（1）重悬 PMBC：①分离人外周血 PMBC 后，用 4℃预冷的分选缓冲液洗涤细胞 2 次，重悬细胞（100×10^6 个细胞悬浮于 500μl 缓冲液中）；②分离小鼠脾脏单个核细胞，取 2～3 只小鼠的脾脏制备单个核细胞，加入 0.83% NH$_4$Cl 去除红细胞后用 4℃预冷的无菌分选缓冲液洗涤细胞 2 次，重悬细胞。

（2）孵育免疫磁珠：加入抗 CD19$^+$ 微珠（每 10×10^6 个细胞加入 20μl），充分混匀，4℃避光孵育 15min。

（3）重悬磁性标记细胞：用 10ml 4℃预冷的分选缓冲液终止磁珠孵育，混匀后于 4℃ 200g 离心 10min;弃上清,收集细胞并用分选缓冲液重悬细胞(100×10^6 个细胞重悬于 500μl 缓冲液中）。

（4）细胞过柱：将 LS 分选柱放入磁场中，在分选柱下放一个无菌的 15ml 离心管；用 3ml 4℃预冷的分选缓冲液润洗 LS 分选柱,润洗结束后在分选柱下放置一个新的无菌 15ml 离心管；将磁性标记细胞悬液加入 LS 分选柱中，在液体即将流尽时加 3ml 分选缓冲液冲洗分选，共 3 次。

（5）收集 B 细胞：将 LS 分选柱从磁场中取出，放在一个新的无菌 15ml 离心管上，加 5ml 分选缓冲液于分选柱中，将分选柱配备的活塞塞进分选柱并挤压洗脱阳性细胞，即 B 细胞。

（6）重悬 B 细胞：200g 离心 10min 后弃上清，收集 B 细胞，用含 10% FCS 的 RPMI 1640 培养液重悬细胞沉淀，计数细胞后调整细胞浓度为 $2×10^6$/ml，用于后续细胞纯度、活力及回收率的分析。

（7）B 细胞纯度、活力及回收率分析

1）细胞纯度及回收率：分别在用 CD19 单克隆抗体包被的磁珠分离前后，采用荧光素标记的抗小鼠或人 CD19 的单克隆抗体标记 B 细胞，经 FACScan 检测细胞 CD19 抗原表达百分率，计算出 B 细胞纯度及回收率。

2）细胞活力：采用常规的台盼蓝染色法计算活细胞百分率。

【实验结果】

免疫磁珠分选柱纯化后的 CD19$^+$细胞平均纯度和回收率在 90% 以上，活细胞率超过 95%。

【注意事项】

（1）样本需为去除血小板的外周血 PMBC。

（2）抗体包被磁珠对死细胞常有非特异性结合，当样品中死细胞数量太多时，可用 ficoll 密度梯度离心法先去除死细胞。

（3）上分离柱前，充分振荡，混悬细胞，打散细胞团块；或者采用厂家提供的筛网过滤团块，以免发生堵塞。

（4）润洗分选柱或加细胞悬液于分选柱时，应垂直加入液体，避免产生气泡和细胞团块。

（5）在加入免疫磁珠的同时或之前用抗体阻断 Fc 受体，可降低非特异性结合，提高纯度。

（6）根据所分选的总细胞数及磁性标记细胞数选择合适容量的阳性分选柱。

（7）FACS 鉴定细胞纯度所用荧光抗体针对的抗原表位，要选择与分选时所用的磁铁包被抗体不同的表位。

（8）若分离细胞用作培养，需在超净工作台中完成所有操作过程。

【思考题】

1. 免疫磁珠法分离免疫细胞及亚群的原理是什么？

2. 本试验中免疫磁珠上结合的是什么免疫物质？

（唐双阳　张　艳　刘　玮）

第三章　细胞计数及活性测定

细胞计数法是用来计数细胞悬液中细胞数量的一种方法，一般采用血细胞计数板进行计数。细胞计数主要用于控制实验体系中反应细胞的数量，如培养的细胞在一般条件下要求有一定的密度才能生长良好。细胞计数结果以每毫升细胞数表示。

在细胞群体中总有一些因各种原因而死亡的细胞，细胞活性测定就是测定样本中活细胞所占的百分比，也称细胞活力测定。如检查外周血中分离的单个核细胞的细胞活力，以了解分离过程对细胞是否有损伤作用；或检查冻存后复苏细胞的细胞活力，以了解细胞冻存和复苏后的效果。

本章细胞计数主要介绍分离的单个核细胞计数和培养细胞计数；细胞活性测定主要介绍台盼蓝染色法和四甲基偶氮唑盐（MTT）法。

实验九　细胞计数方法

【实验目的】

掌握采用血细胞计数板进行细胞计数的原理与方法。

【实验原理】

当待测细胞悬液中细胞均匀分布时，通过测定一定体积悬液中的细胞数目，即可换算出每毫升细胞悬液中的细胞数目。常用血细胞计数板作细胞计数。将一定体积稀释的细胞悬液注入血细胞计数板，在显微镜下计数，经换算即可求出样品的细胞浓度，再根据实验要求配制成所需要的细胞浓度。

本法的实验原理和方法与血细胞计数相同。既可用于对所分离（散）的细胞悬液中的细胞数量进行计数，也可用于对培养物的细胞数量进行计数。不论计数的对象如何，均需制备分散的细胞悬液。

【实验器材】

（1）显微镜、血细胞计数板、试管、吸管、微量吸管、滴棒。

（2）白细胞稀释液：2%冰乙酸溶液中加入 l0g/L 甲紫（或亚甲蓝）3 滴。

（3）分散的细胞悬液样品：分离的 PBMC、培养细胞等。

【实验方法】

1. 样品稀释　取小试管 1 支，加入白细胞稀释液 0.38ml。用血红蛋白吸管吸取细胞悬液 20μl，插入盛有白细胞稀释液的试管底部，轻轻将样品放出，并用上层白细胞稀释液清洗吸管 3 次，将样品与稀释液充分混匀。

2. 充池　将计数板及盖玻片擦拭干净，并将盖玻片盖在计数板上。用滴棒蘸取细胞悬液 1 滴，滴入计数池与盖玻片的缝隙中，使悬液充满盖片和计数板之间，室温静置 2~3min，待细胞完全下沉。

3. 计数　在低倍镜下计数四角的 4 个大方格内的白细胞总数（图 1-3-1）。

计数板：由一块厚玻璃制成，板上刻度分为9个大方格。中央大方格用于红细胞计数，被双线等分成25个中方格，每个中方格又划分为16个小方格。

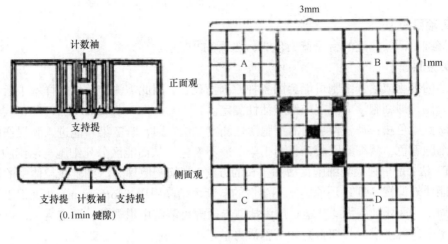

图1-3-1 血细胞计数板

计数板与盖玻片组成计数池。计数池中每一大方格的面积为 1 mm²，高（深度）为0.1mm，因此，1个大方格的体积为0.1mm³。计数完毕，需换算成每毫升样本悬液中的细胞数。

【实验结果】

由于1个大方格的体积为0.1mm³，而1ml=10³mm³，所以每个大方格内细胞数×10⁴=细胞数/ml。故可按下式计算每毫升细胞悬液（已稀释）中的细胞数：

细胞悬液细胞数/ml =4个大方格细胞总数/4×10⁴

若样本经过稀释，则需再乘以稀释倍数，得到每毫升样本悬液中的细胞数：

样本悬液细胞数/ml =4个大方格细胞总数/4×10⁴×稀释倍数

【注意事项】

（1）充池要准确。充池时充液不足、断续充液、液体外溢、产生气泡或充液后移动盖玻片等，均会导致细胞分布不均匀，致计数结果不准确。

（2）充池前应将细胞悬液充分混匀。计数池内的细胞分布应均匀，一般要求各大方格间的细胞数相差不超过10%，若相差太大应重新充池。

（3）镜下见由两个以上细胞组成的细胞团，应按单个细胞计算，若细胞团占10%以上，说明分散不好，需重新制备细胞悬液。

（4）计数单个核细胞或淋巴细胞时，应根据形态特点排除分叶核细胞。

（5）计数压线细胞时，应遵循数上不数下，数左不数右的原则，以免扩大或缩小计数范围。

（6）细胞数量过多时，可加大稀释倍数。细胞数量过少时，扩大计数域，计数8个或9个大方格，或减少稀释倍数。

【思考题】

1. 细胞悬液细胞数/ml的计算公式中为什么要乘以10⁴?

2. 影响细胞计数准确性的因素主要有哪些?

实验十　细胞活力测定

【实验目的】

掌握细胞活性测定的台盼蓝染色法，熟悉 MTT 法。

【实验原理】

分离的细胞或培养细胞可能会因各种原因而死亡，因此需测定总细胞样本中活细胞所占的百分比，即细胞活力测定或细胞活性测定。

台盼蓝染色法：是一种常用的细胞活性测定方法。因台盼蓝染料能进入膜损伤的死细胞而使细胞着色，活细胞因膜完整而拒染，故不着色，从而能区分死细胞与活细胞。

MTT 法：是一种检测细胞存活和生长的方法。其检测原理为活细胞线粒体中的琥珀酸脱氢酶能使外源性 MTT 还原为水不溶性的蓝紫色结晶甲瓒（formazan）并沉积于细胞内和细胞周围，而死细胞无此功能；加入盐酸异丙醇可溶解甲瓒颗粒，测定 A_{570nm} 可反映细胞增殖水平，其生成量与细胞数和细胞活力呈正相关。

【实验器材】

（1）普通显微镜、血细胞计数板、试管、吸管、酶标仪（或分光光度计）。

（2）0.4%台盼蓝：台盼蓝 0.4g，加双蒸水至 100ml。

（3）0.5%MTT：MTT 商品名为噻唑蓝，是一种黄颜色的染料。取 MTT 0.5g，溶于 100ml 磷酸盐缓冲液中，4℃保存。

（4）酸化异丙醇：异丙醇中加入盐酸，使终浓度为 0.04mol/L。

（5）待检细胞悬液。

【实验方法】

1. 台盼蓝染色法

（1）取小试管 1 支，加入细胞悬液少许。

（2）加入等量的 0.4%台盼蓝染液，染色 2～3min。

（3）吸取少许悬液涂于载玻片上，加上盖片。

（4）高倍镜下随机选取几个视野，分别计数死细胞数和活细胞数，计算活细胞占总细胞数的百分比。

2. MTT 法　对于贴壁生长的细胞，需要先将培养物制备成细胞悬液。方法：①终止培养，吸出培养液，用 PBS 洗涤培养物 1 次；②向培养瓶内加入 1ml 0.25%胰蛋白酶溶液，于 37℃消化 3～5min(期间不时在倒置显微镜下观察，当细胞变圆接近脱壁时，弃消化液)；③加入一定量的培养液（如果这些细胞不再继续培养，可用 PBS 代替），用吸管吹打，使细胞脱壁而制成细胞悬液。

对于非贴壁的悬液培养细胞，可直接按下面的步骤测定。

（1）细胞悬液以 1000r/min，离心 10min，吸弃上清。

（2）细胞沉淀加入 0.5～1ml MTT，吹打成悬液。

（3）37℃孵育 2h。

（4）加入 4～5ml 酸化异丙醇（定容），混匀。

（5）1000r/min 离心，取上清液用酶标仪或分光光度计于 570nm 处测定 A 值，以酸化异丙醇调零。

【实验结果】

1. 台盼蓝染色法　按下式计算出细胞存活率：细胞存活率=（细胞总数−死细胞数）/细胞总数×100%。细胞总数是死细胞数和活细胞数之和。死细胞能被台盼蓝染色，镜下可见被染成深蓝色的细胞，体积较大且无光泽；活细胞不被染色，体积较小，镜下呈无色透明状。

2. MTT 法计算细胞活力　因甲瓒的生成量与细胞增殖水平呈正相关,故样品的 A_{570nm} 值可反映细胞增殖水平/细胞活力。

【注意事项】

（1）活力测定可以和细胞计数合起来进行，但要考虑到染液对原细胞悬液的加倍稀释作用。

（2）MTT 法只能测定细胞相对数和相对活力，不能测定细胞绝对数。

【思考题】

1. 台盼蓝染色法中死细胞染上颜色，活细胞不着色；MTT 法中细胞的着色情况也与之相同吗?

2. MTT 法中加酸化异丙醇的作用是什么?

（谢良伊　胡四海）

第四章 免疫原及佐剂的制备

免疫原（immunogen），即完全抗原，也就是通常所称的抗原。免疫原指能诱导机体产生抗体和致敏淋巴细胞，并能与抗体或致敏淋巴细胞在体内外发生特异性结合而发生反应的物质，也就是说免疫原同时具有免疫原性和抗原性。仅具备抗原性的物质称为不完全抗原或半抗原。半抗原不具有免疫原性，必须与大分子物质（如蛋白质）连接后才具有免疫原性。

制备合格的免疫原是制备合格的抗体的前提条件。免疫学试验中所谓的合格抗原是指单一成分的、较纯的抗原。许多物质可成为免疫原，但极少是单一成分，所以必须将某一抗原从复杂的组分中分离提取出来，即进行纯化后才可作为免疫原，制备相应的抗体。颗粒性抗原和可溶性大分子抗原均具有免疫原性，经纯化后可直接用做免疫原。佐剂预先或与抗原一起注入机体，可增强机体对该抗原的免疫应答或改变免疫应答的类型。

实验十一 颗粒性抗原的制备

颗粒性抗原主要是指细胞抗原、细菌抗原和寄生虫虫体抗原等。可溶性抗原与载体颗粒（红细胞、胶乳颗粒等）结合，也可形成颗粒性抗原。颗粒性抗原悬液呈浑浊状或乳浊状，免疫时多采用静脉内免疫法，较少使用佐剂作皮内注射。

【实验目的】
了解常用颗粒性抗原的种类及制备方法。

【实验方法】

1. 细胞抗原的制备　最常用的细胞抗原为制备溶血素用的 SRBC，这种抗原制备比较简单。下面以制备 SRBC 抗原为例：直接取新鲜绵羊红细胞，以无菌生理盐水洗涤 3 次（每次离心 2000r/min，10min），最后配成 10^6/ml 浓度的细胞混悬液，即可直接进行免疫。

2. 细菌抗原的制备　细菌抗原包括菌体抗原（O 抗原）、鞭毛抗原（H 抗原）、菌毛抗原等，多用细菌培养后的菌液或固体培养物经集菌处理后获得。

（1）O 抗原的制备（以伤寒杆菌为例）

1）取伤寒杆菌菌株的典型光滑型菌落，接种于 SS 平板培养基，均匀涂布，37℃温箱培养 24h。

2）取出培养平板，用适量生理盐水刮洗下菌苔，置于含无菌玻璃珠和生理盐水的三角烧瓶中，充分摇动混匀菌体；100℃孵育 2～2.5h，杀菌及破坏 H 抗原。

3）将菌液移入离心管，5000r/min 离心 10min，吸弃上清；用无菌生理盐水洗涤沉淀，5000r/min 离心 10min，吸弃上清。

4）无活菌试验合格后，用生理盐水配成（8～10）×10^7 菌/ml 的细菌悬液，加入苯酚至终浓度为 0.5%，即为 O 抗原。

（2）H 抗原的制备（以伤寒杆菌为例）

1）取伤寒杆菌菌株的典型光滑型菌落，接种于 SS 平板培养基，均匀涂布，37℃温箱培养 24h。

2）取出培养平板，用适量 0.4% 甲醛生理盐水冲洗刮下菌苔，移入无菌三角烧瓶中，37℃水浴 24h（或 4℃、3～5d 固定杀菌）。

3）无活菌试验合格后，用无菌生理盐水配成（8～10）×10⁷ 菌/毫升的细菌悬液，即为 H 抗原，于 4℃冰箱保存备用。

（3）菌毛抗原的制备：将经过 20h 培养的志贺菌标准株湿菌 1g，置于 30ml 30% 的蔗糖溶液中，激烈振荡（620 次/分）或搅拌 30min 后，10 000r/min 离心 15min。取出含有菌毛的上清液，于 4℃ 50 000r/min 离心 6h，即可分离出菌毛，经甲醛固定后即成菌毛抗原。

3. 虫卵抗原的制备　日本血吸虫虫卵抗原可制备成悬液供免疫用。

冻干虫卵的制备：取纯净新鲜虫卵 1 份，加 1.5% 甲醛 10～20 份，作用 15min，期间搅拌 2 次，自然沉淀后弃去上清液。虫卵用 10～20 倍蒸馏水洗涤 2 次，每次 5min。将沉淀的虫卵移入菌种管中，置 -70℃速冻，拿出后进行冷冻真空干燥，封口后保存于室温或 4℃冰箱中备用。

【思考题】

1. 伤寒杆菌既有 H 抗原，又有 O 抗原，怎样保证所制备的 O 抗原不会受到 H 抗原的影响、制备的 H 抗原不会受到 O 抗原的影响？

2. H 抗原和 O 抗原的化学成分是什么？

实验十二　可溶性抗原的制备

蛋白质、糖蛋白、脂蛋白、细菌毒素、酶、补体、核酸等均为良好的可溶性抗原，这些抗原大多来源于人和动物的组织细胞，或来源于培养的组织或细胞，通常需要将这些组织或细胞机械破碎，或通过酶消化，再经一定的方法提取和纯化，才能获得所需的可溶性抗原。

【实验目的】

了解不同类别可溶性抗原的制备方法。

【实验方法】

1. 组织和细胞粗抗原的制备　这类抗原多来源于人类和动物的组织或细胞，所用组织必须是新鲜的或低温（< -40℃）保存的。这些材料在获得可溶性蛋白质抗原之前，必须先进行处理，以便于进一步纯化。

（1）立即去除器官或组织的包膜、结缔组织和大血管。

（2）用生理盐水灌洗脏器，除去血管内残留的血液。

（3）在冰浴中将洗净的组织剪成小块后粉碎（匀浆）。粉碎的方法有两种：①高速组织捣碎机法：在组织中加生理盐水（约 1/2）后装入捣碎机筒内捣碎（约 1 000r/min），用生理盐水以 10 000r/min 离心洗涤，间断进行 3～4 次，每次不超过 1min（防止时间过长会产热）；②研磨法：用玻璃匀浆器或乳钵研磨，经过旋转、压挤将组织粉碎。研磨法可用于韧性较大的组织，如皮肤、空腔器官等。为了更有效地磨碎组织，有时在研磨时加入淘洗过的海砂。

（4）将上述组织匀浆液经过 3000r/min 离心 10min 后留取上清液。

（5）上清液通过 10 000～20 000r/min 离心 30min，以除去细胞碎片，作为提取可溶性抗原的材料（此时上清液应澄清）。

例如，血吸虫虫卵粗抗原的制备：取出冻干虫卵，用匀浆器充分研磨后，用生理盐水配成 1：100（V/V）的虫卵悬液，于-70℃冰箱反复冻融 5 次或 4℃ 48h 超声粉碎，然后在 4℃以 10 000～12 000r/min 离心 30min，上清液即为虫卵粗抗原。

2. 组织或培养细胞可溶性抗原的制备　组织细胞粗抗原一般通过上述机械破碎后取得；也可通过酶消化获得，所用的酶大多为胃蛋白酶或胰酶，通过酶解将细胞间质蛋白消化，获得游离的单个细胞。细胞抗原一般分为 3 个组分：膜蛋白抗原、浆细胞抗原（主要细胞器）和细胞核及核膜抗原。3 种抗原的制备都需将细胞破碎，方法有如下几种。

（1）冻融法：将待破碎的细胞置-15～-20℃冰箱内完全冻结，然后在 30～37℃缓慢融化，如此反复 2 次，大部分组织细胞及细胞内的颗粒可被融破。此法适用于组织细胞，对微生物细胞的作用较差。

（2）冷热交替法：在细菌或病毒中提取蛋白质及核酸时采用。将含细菌或病毒的材料投入沸水浴中，90℃左右维持数分钟，立即置冰浴中迅速冷却，绝大部分细胞被破碎。

（3）超声破碎法：利用超声波的机械振动而使细胞破碎，所使用的超声波频率从 1～20kHz 不等。超声破碎时需间歇进行，以免超声时间过长，因产热而导致抗原的破坏。一般一次超声 1～2min，总时间为 10～15min。此法适用于微生物和组织细胞的破碎。

（4）酶处理法：溶菌酶在碱性条件（pH8.0）时能破坏革兰阳性的溶壁微球菌的 β-1,4 糖苷键而溶解细胞壁。纤维素酶主要溶解真菌的细胞壁；蜗牛酶能溶解酵母菌和植物的细胞壁。

（5）表面活性剂处理法：表面活性剂在适当的温度、pH 和低离子强度的条件下，能与脂蛋白形成微泡，改变细胞膜的通透性而导致细胞溶解。常用的有十二烷基磺酸钠（阴离子型）、二乙氨基十六烷基溴（阳离子型）、吐温（非离子型）、Triton-100、去氧胆酸钠等。

3. 免疫球蛋白片段的制备　免疫球蛋白本身具有免疫原性，免疫动物后可制备相应的抗体，这种抗体称为抗抗体（第二抗体），常用于免疫球蛋白的检测。五类免疫球蛋白均可用前面介绍的纯化方法提取出来。若将这些免疫球蛋白分解成片段，如 Fc 段、Fab 段、轻链等作为免疫原制备抗血清，则可制得相应的特异性抗体。制备方法如下。

（1）非共价键解离法：免疫球蛋白肽链亚单位之间以氢键、静电引力等非共价键结合，这些键结合力较弱，可经两种方法将其断开制备片段。第一种方法是改变 pH，一般将 pH 调至 pH 3～4（羧基滴定范围）和 pH 9～10（赖氨酸-酪氨酸滴定范围），当加入酸或碱使 pH 低于 3 或高于 10 时，肽链亚单位就会解离；第二种方法就是利用强变性剂，如 8mol/L 脲或 6mol/L 盐酸胍，可使肽链亚单位解离。

（2）二硫键解离法：连接免疫球蛋白轻链与重链、重链与重链的共价键是二硫键，解离二硫键可将轻链与重链、重链与重链分开。解离的方法多采用氧化法和还原法。氧化法的优点是二硫键被切开后，肽链不能重新形成二硫键，便于肽链纯化；缺点是甲硫氨酸被氧化成亚砜，色氨酸侧链被破坏。还原法是将二硫键还原成巯基，但这个巯基极不稳定，易再重新结合成二硫键，必须及时用碘乙酸或碘代乙酰胺进行羧甲基化以封闭巯基。还原法目前较常用。

（3）溴化氰裂解法：溴化氰与蛋白质中的蛋氨酸（甲硫氨酸）侧链的硫醚基起反应，

生成溴化亚氨内酯，此产物与水反应，将肽链断裂。

（4）酶裂解法：酶裂解法有极好的专一性，不同的免疫球蛋白片段可用不同的酶进行裂解。如木瓜酶将 IgG 裂解可获得 1 个 Fc 段和 2 个相同的 Fab 段；胃蛋白酶将 IgG 裂解可获得 1 个 F（ab'）$_2$ 片段和数个小片段。用木瓜酶水解得到的 Fc 段可作为抗原，制备抗重链血清；用胃蛋白酶水解获得的 F（ab'）$_2$ 片段常作为抗体试剂应用。

【思考题】

1. 你认为颗粒性抗原和可溶性抗原的主要区别是什么？
2. 你有办法把可溶性抗原转变为颗粒性抗原吗？
3. 抗抗体（第二抗体）在临床上有哪些应用？
4. 免疫球蛋白的酶解片段有哪些实际应用？

实验十三　用半抗原制备免疫原

半抗原（hapten）又称不完全抗原，指只有抗原性而无免疫原性的物质，如多糖、多肽、甾体激素、核苷、脂肪胺、类脂质、某些药物（如抗生素）和化学物品等小分子物质。这些小分子物质（通常指分子量小于 4kD）本身无免疫原性，当与载体（carrier）结合后可获得免疫原性。半抗原与载体结合形成的免疫原，既可诱导动物产生针对半抗原的抗体，也可诱导产生针对载体的抗体。

【实验目的】

了解常用载体的种类及用半抗原制备免疫原的方法。

常用载体的种类有蛋白质、多肽聚合物、大分子聚合物和某些颗粒等。

（1）蛋白质：是一类结构复杂的大分子胶体物质，是一种良好的载体。常用的有牛血清白蛋白、人血清白蛋白、兔血清白蛋白、牛甲状腺球蛋白和血蓝蛋白等，其中牛血清白蛋白因其溶解度大、免疫活性强和容易获得而最为常用。蛋白质和半抗原结合是通过游离氨基、游离羧基、酚基、巯基、咪唑基、吲哚基和胍基等活性基团的缩合。

（2）多肽：为人工合成的多肽聚合物，常用的是多聚赖氨酸（polylysine）。多聚赖氨酸的分子量高达十几万到几十万，与半抗原结合免疫动物后，可诱生动物产生高滴度、高亲和力的抗体。

（3）大分子聚合物：聚乙烯吡咯烷酮（PVP）、羧甲基纤维素和活性炭等大分子聚合物，均可与半抗原结合，加入弗氏完全佐剂可有效诱导动物产生抗体。

因半抗原种类、动物类别、载体种类及结合方法的不同，制得的免疫原对动物免疫所产生的免疫效果也不尽相同。实际应用时，应尝试多采用几种载体或方法，以获得最佳效果。

【实验方法】

半抗原与载体的连接方法有物理法和化学法。

1. 物理法　物理法是通过电荷和微孔吸附半抗原。物理吸附的载体有淀粉、聚乙烯吡咯烷酮、硫酸葡聚糖、羧甲基纤维素等。

2. 化学法：化学法是利用某些功能基团把半抗原连接到载体上。

（1）带有游离氨基或游离羧基及两种基团都有的半抗原：如多肽激素类（脑啡肽、促胃液素、促肾上腺皮质激素、前列腺素等），可直接与载体连接。连接方法有下面几种。

1）碳化二亚胺法：碳化二亚胺是一种化学性质非常活泼的双功能试剂，既可与半抗原的羧基结合，也可与半抗原的氨基结合。连接方法非常简便，只需将半抗原和载体蛋白按一定比例混合在适当的溶液中，然后加入水溶性碳化二亚胺，搅拌 1～2h，置室温反应24h，最后经透析除去未反应的半抗原即可。

2）戊二醛法：戊二醛也是常用的带有两个活性基团的双功能交联剂，它借两端的醛基与载体和半抗原的氨基以共价键连接。

3）氯甲酸异丁酯法：又称为混合酸酐法，是利用半抗原上的羧基和载体蛋白上的氨基将两者连接起来，方法简便，多用于类固醇半抗原的制备。

（2）无羧基和氨基的半抗原：带有羟基、酮基、醛基的半抗原，如醇、酚、糖、多糖、核苷及甾族激素等，它们因无羧基和氨基，不能直接与载体连接，需要用化学方法使其转变为带有游离羧基的衍生物，再经碳化二亚胺法或氯甲酸异丁酯法与载体连接，获得载体-半抗原。依据半抗原的性质有如下 4 种方法。

1）琥珀酸酐法：琥珀酸酐是琥珀酸的脱水产物，遇水又可恢复。将带有羟基的半抗原和琥珀酸酐在无水的吡啶中反应，就可得到带有羧基的半抗原琥珀酸衍生物。

2）重氮化的对氨基苯甲酸法：先将对氨基苯甲酸与亚硝酸钠反应，反应产物再作用于带有酚基的半抗原，制得带有羧基的半抗原衍生物。

3）一氯乙酸钠法：带有酚基的半抗原可用一氯乙酸钠法，生成带有羧基的半抗原衍生物。

4）（羧甲基）羧胺法：带有酮基的半抗原与 O-（羧甲基）羟胺反应，转变为带有羧基的半抗原衍生物。

【思考题】

1. 什么是半抗原，什么是完全抗原，两者有什么区别和联系？

2. 你有办法把半抗原转变为完全抗原吗？

3. 上述实验中提到的免疫原是半抗原还是完全抗原？

4. 具有免疫原性的物质一般都是完全抗原，你认为这种说法对吗？为什么？

实验十四　佐剂的制备

【实验目的】
了解佐剂的种类及常用佐剂的制备方法。

【佐剂的种类】
主要有如下几类。

1. 无机佐剂

（1）氢氧化铝：分子式为 Al（OH）$_3$，为白色单斜晶体，比重 2.42。在 300℃时失去水分，不溶于水和乙醇，溶于热盐酸、硫酸和碱类。

（2）明矾：分子式为 K$_2$SO$_4$·Al$_2$（SO4）$_3$·24H$_2$O，又称钾铝矾，为含有结晶水的硫酸钾和硫酸铝的复盐，无色八面晶体。有酸涩味，比重 1.75，熔点 92℃。

2. 有机佐剂　有机佐剂包括微生物及其代谢产物，如结核杆菌、卡介苗、短小棒状杆菌、百日咳杆菌、脂多糖（LPS）；细胞因子（IL-2、IL-12）等。

3. 合成佐剂　合成佐剂是人工合成的多聚肌苷酸：胞苷酸（poly I：C）、人工合成的多聚腺苷酸∶尿苷酸（poly A∶U）等。

4. 油剂 油剂如弗氏佐剂、花生油乳化佐剂、矿物油、植物油等，以弗氏佐剂（Freund's adjuvant，FA）在动物实验中最常使用。

FA 分为弗氏完全佐剂（complete Freund's adjuvant，CFA）和弗氏不完全佐剂（incomplete Freund's adjuvant，IFA）两种。FA 是一种对大多数抗原都有效的佐剂，CFA 用于基础注射，而 IFA 用于辅助注射（以避免分枝杆菌蛋白引起的过敏反应）。但由于 FA 的一些不良反应限制了它在实验动物上的使用，例如，在注射部位形成肉芽肿和无菌性脓肿，腹腔注射引起腹膜炎等。由于这些严重的不良反应，FA 绝对不允许用于人的疫苗接种免疫，也不提倡用于动物的免疫接种。

5. 纳米佐剂 纳米佐剂指粒径为 0.1～100nm 的聚合物胶体。将纳米颗粒应用于疫苗制备，可赋予疫苗某些新的性质。①靶向性：更有效地提呈抗原；②缓释性：使进入体内的疫苗抗原缓慢释放，提高抗原的生物利用度。

【实验方法】

以下为几种常用佐剂的制备方法。

1. 弗氏佐剂 弗氏不完全佐剂（IFA）：将油剂（石蜡油或植物油，一般用石蜡油）与乳化剂（无水羊毛脂或吐温-80，常用羊毛脂）混合而成，组分比可为 1∶1、2∶1、3∶1、4∶1 或 5∶1，可根据需要而定，一般为 2∶1。弗氏完全佐剂（CFA）：在 IFA 中加活卡介苗（终浓度为 2～20mg/ml）或死的结核分枝杆菌，即为 CFA。制备的佐剂经高压灭菌后低温保存备用。

免疫动物前，先将弗氏佐剂与抗原按一定比例混合，制备成"油包水"乳状液。佐剂和抗原体积比一般为 1∶1；蛋白质抗原浓度为 1～100mg/ml，血清作 1∶2 或 1∶4 的稀释。佐剂与抗原乳化可按下面方法进行。

（1）研磨法：先将佐剂加热并取适量放入无菌的玻璃研钵内，待冷却后再缓缓滴入等体积的抗原溶液，边滴边按同一方向研磨，滴加抗原的速度要慢。待抗原全部加入后，继续研磨一段时间，使之成为乳白色黏稠的油包水乳剂。本法适于制备大量的佐剂抗原，缺点是研钵壁上黏附大量乳剂，抗原损失较大。

（2）注射器混合法：将等量的弗氏佐剂和抗原溶液分别吸入两个注射器内，两个注射器之间以一细胶管相连（注意排净空气），然后交替推动针管，直至形成黏稠的乳剂为止。本法优点是容易做到无菌操作，适用于制备少量的抗原乳剂。

（3）超声波乳化法：将抗原和佐剂按所需量加入离心管中，置于超声波粉碎器上，粉碎头浸入液面下 0.5cm，离管底 0.5cm 左右。每次乳化 10～15s，置冰箱冷冻室 1min 左右，反复乳化 3～4 次即可乳化完全。将管内已乳化的悬液吸入一容器，管内残余悬液经 800r/min 离心 5～10min 后，收集到同一容器内备用。此法简便、快速、节省材料。

乳化效果鉴定：制备好的乳化剂经鉴定后才能使用。鉴定方法是将乳化剂滴入冷水中，若保持完整不分散，成滴状浮于水面，即乳化完全，为合格的油包水乳剂。（注：现在有商品化的 CFA 和 IFA 供应）。

2. 氢氧化铝佐剂 取 5%硫酸铝溶液 250ml，在强烈搅拌下加入 5%氢氧化钠 100ml，用生理盐水离心洗涤沉淀 2 次，再悬入生理盐水中至 250ml。取该佐剂适量，与等体积抗原（蛋白质抗原含量为 25mg/ml，血清作 1∶2 稀释）混合后免疫动物。

3. 明矾佐剂 钾铝矾（硫酸铝钾）在一定 pH 条件下产生氢氧化铝胶体吸附抗原而产

生佐剂效应。制备方法是用生理盐水溶解蛋白质抗原，在搅拌下缓慢滴入一定量 10%硫酸铝钾溶液，用 NaOH 调 pH 到 6.5，此时溶液变成乳状悬液，以 4000r/min 离心 15min，弃上清液，沉淀用生理盐水洗涤两次，加入硫柳汞防腐，4℃保存备用。明矾佐剂一般用于肌肉注射，皮下注射容易引起肉芽肿和脓肿。

4. 脂质体 脂质体包封抗原后，可使抗原延缓释放，并且脂质体颗粒有免疫刺激作用，可提高抗原免疫动物的效果。

【思考题】

1. 免疫佐剂的作用机制主要有哪些方面？

2. 弗氏佐剂是否能用于人体？请说明理由。

3. 目前能用于人体的佐剂有哪些？

（陈超群　谢良伊　胡四海）

第二篇 基本性实验

第五章 凝 集 反 应

颗粒性抗原（细菌、螺旋体、红细胞或带有抗原的颗粒载体等）在适当条件（合适的温度、pH、电解质等）下与相应抗体特异性结合，两者比例适当时可形成肉眼可见的凝集团块，此类反应称为凝集反应（agglutination reaction）。

凝集反应主要分为直接凝集反应（direct agglutination reaction）和间接凝集反应（indirect agglutination reaction）两大类。

颗粒性抗原与相应抗体的反应可用直接凝集来进行定性和定量。而可溶性抗原与相应抗体的反应不能发生肉眼可见的直接凝集现象。借鉴直接凝集反应的原理，把可溶性抗原（或抗体）吸附在与免疫学反应无关的颗粒性物质（载体）表面，然后与相应的抗体（或抗原）混合，就会产生特异性的结合，在适当条件下，这些颗粒就会发生凝集现象。这种借助于载体的抗原抗体特异性结合后出现的凝集现象就叫做间接凝集反应。

实验十五 直接凝集反应

直接凝集反应是指颗粒性抗原在电解质参与下直接与相应抗体结合出现的凝集反应。在操作上有玻片凝集和试管凝集两类。

一、玻片凝集试验

（一）细菌的鉴定

【实验目的】
掌握细菌鉴定的原理、方法及应用。

【实验原理】
用已知抗体（诊断血清）与待测细菌表面的相应抗原特异性结合，在玻片上直接出现肉眼可见的凝集现象。为定性实验方法，反应快速、简便，常用于菌种的鉴定和分型。

【实验器材】
（1）伤寒沙门菌、痢疾志贺菌固体斜面 8～24h 培养物。
（2）1：20 生理盐水稀释的伤寒沙门菌诊断血清。

（3）生理盐水、接种环、载玻片等。

【实验方法】

（1）将玻片分为 3 格，在第 3 格内加 1 滴生理盐水，第 1、2 格内各加 1 滴伤寒沙门菌诊断血清。

（2）用灭菌后的接种环从斜面培养基挑取伤寒沙门菌菌苔少许，置于第 3 格内磨匀，随即将环上余菌置于第 1 格内磨匀；接种环灭菌后挑取痢疾杆菌菌苔少许磨匀于第 2 格。

（3）轻摇玻片，静置 1~2min 后室温下观察结果。

【实验结果】

第 1 格内形成白色小块凝集物，液体清亮；第 2、3 格内出现均匀浑浊现象。

【注意事项】

（1）接种环每次取不同细菌培养物前后均要烧灼灭菌。

（2）接种环必须冷却后才能取细菌培养物，取时勿将琼脂刮下。

（3）载玻片应置于消毒缸内，切不可自行冲洗或乱丢；实验完毕后应在消毒液中泡手 2~3min。

（二）ABO 血型鉴定

【实验目的】

掌握人类 ABO 血型鉴定的原理、方法及应用。

【实验原理】

ABO 血型系统是按照血液中红细胞表面的抗原分子来命名的。人类 ABO 血型抗原有两种：A 抗原和 B 抗原。A 型血红细胞表面有 A 抗原，B 型血红细胞表面有 B 抗原，AB 型血红细胞表面有 A、B 两种抗原，O 型血红细胞表面既无 A 抗原也无 B 抗原（表 2-5-1）。

表 2-5-1　ABO 血型分型原理

血型	红细胞表面抗原	血清中存在的天然抗体
A 型	A-Ag	抗 B-Ab
B 型	B-Ag	抗 A-Ab
AB 型	A-Ag、B-Ag	无抗 A-Ab、无抗 B-Ab
O 型	无 A-Ag、无 B-Ag	抗 A-Ab、抗 B-Ab

ABO 血型鉴定是根据人类红细胞表面有不同的血型抗原，故用已知的抗 A 和抗 B 单克隆抗体，与受试者红细胞上的相应抗原特异性结合做直接玻片凝集试验，根据红细胞是否出现凝集，便可判定出受试者的血型。

【实验器材】

（1）抗 A 诊断血清、抗 B 诊断血清（抗 A、抗 B 单克隆抗体试剂）。

（2）玻片、无菌一次性三棱采血针、络合碘、75%乙醇、无菌棉签、无菌牙签、记号笔等。

【实验方法】

方法一

（1）取洁净载玻片 1 块，在酒精灯火焰上烧灼灭菌；冷却后用记号笔将玻片划分两半，左上角注 A 字样，右上角注 B 字样。

（2）用络合碘与 75%乙醇消毒左手无名指指尖，待消毒液自然干燥后，用无菌采血针快速刺破皮肤，挤出血滴，在玻片 A、B 处各放 1 滴；用无菌干棉签压迫手指止血。

（3）迅速于玻片 A 侧中央悬空滴加抗 A 诊断血清（蓝色）1 滴，同法于玻片 B 侧中央滴加抗 B 诊断血清（黄色）1 滴。

（4）用牙签两头分别将抗 A 诊断血清和抗 B 诊断血清与 A、B 处血液混匀。

（5）同时不断轻摇玻片观察红细胞凝集现象（图 2-5-1，见文后彩图 8）。

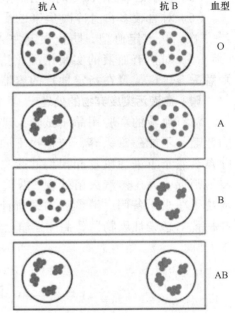

图 2-5-1 玻片凝集鉴定 ABO 血型

方法二

1. 标记玻片 取洁净载玻片 1 块，用记号笔将玻片划分两半，左上角注 A 字样，右上角注 B 字样。

2. 制备红细胞悬液 用络合碘与 75%乙醇消毒左手无名指指尖，待消毒液自然干燥后，用无菌采血针快速刺破皮肤，用一次性定量采血管吸取 50μl（或挤 1 滴血），加入装有 0.5ml 生理盐水的小试管中，混匀，配置成浓度约为 10%的红细胞悬液。同时用消毒棉签压迫止血。

3. 加样 在已标记的载玻片的 A、B 格内分别滴加抗 A、抗 B 诊断血清各 1 滴，用毛细吸管吸取 10%红细胞悬液，分别滴加于 A、B 两格的诊断血清中，用牙签两头分别搅拌混匀，静置 5～10min 后观察结果。

【实验结果】

红细胞凝集成块，周围液体澄清者为阳性（＋）；红细胞仍呈均匀混浊、无凝集者为阴性（－）。根据红细胞凝集情况，判断 ABO 血型（表 2-5-2）。

表 2-5-2 ABO 血型鉴定结果

抗 A 血清	抗 B 血清	血型
＋	－	A 型
－	＋	B 型
＋	＋	AB 型
－	－	O 型

【注意事项】

（1）载玻片上划分 A、B 两区，切忌不要让两种诊断血清混合；牙签的两端不可混用。待测血样与诊断血清调匀后，不要再用牙签搅动，以免影响大凝集块形成。

（2）载玻片使用前需在酒精灯火焰上烧灼灭菌，以免滴血在玻片上时刺破的手指不小心与不洁玻片接触而发生感染。

（3）针刺手指时，应捏紧被刺部位，动作要迅速，刺入深度要适宜；手指挤血时，应从刺入点稍远端向近端挤压。

（4）血滴滴在玻片上后，要迅速加入诊断血清并混匀，以防血液自然凝固。

（5）试验在低于 10℃时可出现冷凝集，造成假阳性。

（6）对含较多自身冷凝集素的受检者，需用 37℃生理盐水洗涤受检者的红细胞 2～3 次，再鉴定血型，防止误定为 AB 型。

（7）对沾有血液的实验用品（沾血的载玻片、牙签、采血针、棉球等），不能随意丢弃，应放置在指定地点的容器内，集中进行严格地消毒以防传播疾病。

附：血液污染废弃物的处理

沾有血液的实验用品（试管、玻片、采血针、棉球、手套等），属于医疗废物的范畴，不能随意丢弃，应根据不同类别分别处理。试管、玻片、采血针等尖锐医疗器具属于感染性废物和损伤性废物，应置于防锐器穿透的专用容器中，用消毒液浸泡消毒或高压蒸汽灭菌处理。需重复利用的玻璃试管、玻片等经消毒灭菌处理后，清洗干净烘干备用；消毒后的采血针、棉球、手套等一次性用品用黄色塑料袋打包并标记"感染性废物"，封闭运输至焚烧中心统一进行无害化高温焚化处理，防止污染物外泄。

二、试管凝集试验

试管凝集试验多用于协助临床诊断或进行流行病学调查研究。常用的有肥达试验和外斐反应，输血时也用于交叉配血定性试验和 Rh 血型鉴定。通常以产生明显凝集（++）现象的血清最高稀释度作为血清中抗体的效价，亦称为滴度。

（一）伤寒沙门菌"抗 O"及"抗 H"效价测定

【实验目的】
熟悉试管凝集试验的基本原理及应用；掌握倍比稀释的方法和血清凝集效价/滴度的定义。

【实验原理】
用已知的诊断抗原与一系列倍比稀释后的待测血清在试管内混合，经一定时间保温反应后，观察每管是否出现凝集及各管的凝集程度，来定量检测待测血清中有无相应抗体及抗体的效价。

【实验器材】
（1）1：10 稀释的伤寒沙门菌"O"及"H"诊断血清、伤寒沙门菌"O"及"H"诊断菌液、生理盐水。

（2）小试管、试管架、刻度吸管等。

【实验方法】
（1）列两排试管，每排 8 支，依次编号，每管内加入生理盐水 0.5ml。

（2）用吸管吸取 1：10 伤寒沙门菌"O"诊断血清 0.5ml 加于第 1 排的第 1 管，连续吹吸 3 次，充分混合后，吸取 0.5ml 加入第 2 管，同法混匀后又吸取 0.5ml 加入第 3 管，依此类推，连续稀释到第 7 管，最后从第 7 管吸出 0.5ml 弃去，第 8 管为生理盐水对照管。

（3）同法稀释第 2 排的伤寒沙门菌 "H" 诊断血清。

（4）吸取伤寒沙门菌 "O" 菌液，于第 1 排各管内加 0.5ml（顺序从第 8 管开始往第 1 管加），同法于第 2 排各管内加伤寒沙门菌 "H" 菌液 0.5ml。

（5）各管摇匀后，置室温（或 37℃）24h 后观察结果。操作步骤见表 2-5-3 及图 2-5-2。

表 2-5-3　试管凝集反应操作步骤（单位：ml）

管号	1	2	3	4	5	6	7	8
生理盐水	0.5	0.5	0.5	0.5	0.5	0.5	0.5	0.5
1/10 伤寒血清	0.5	0.5	0.5	0.5	0.5	0.5	0.5	弃 0.5
伤寒菌液	0.5	0.5	0.5	0.5	0.5	0.5	0.5	0.5
血清终稀释度	1：40	1：80	1：160	1：320	1：640	1：1280	1：2560	—
室温（或 37℃）24h								
结果								

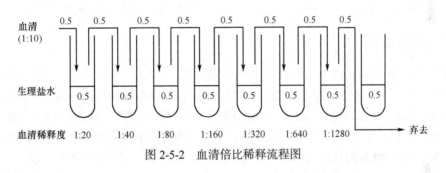

图 2-5-2　血清倍比稀释流程图

【实验结果】

（1）先观察对照管（第 8 管）：管内液体浑浊，管底可有圆点状沉淀的细菌团块，轻摇后分散呈均匀浑浊。若出现凝集，表示此次试验无效。

（2）再依次观察 1~7 管是否有凝集及凝集程度。

（3）凝集程度的判断标准如下。

++++：液体清澈，管底形成大片凝集物，表明细菌全部被凝集。

+++：液体轻度浑浊，管底大块凝集物较多，表明细菌大部分被凝集。

++：液体半澄清，管底有较多细小凝集物，表明细菌部分被凝集。

+：液体浑浊，管底凝集物少，表明细菌少部分被凝集。

－：液体浑浊，管底有圆点状细菌的沉积，边缘整齐，表明细菌无凝集。

以产生明显可见凝集现象（++）时血清的最高稀释度作为该待测血清中抗体的效价/滴度。

（4）"O" 凝集和 "H" 凝集现象的区别："O" 抗原诊断菌液凝集物为致密颗粒状，不易摇起，"H" 抗原诊断菌液凝集物为疏松棉絮状，轻摇易浮起。

（5）凝集效价的确定：与相应菌液发生 "++" 凝集的血清最高稀释度为该待测血清的凝集效价。如第 1 管无凝集现象，应报告 "<1：40"；如第 7 管仍呈 "++" 或更强的凝

集，应报告">1:2560"。

【注意事项】

（1）试管要做标记，吸取不同试剂的吸管勿交叉混用。

（2）用吸管吹打混匀血清时尽量不要产生气泡，以免影响所稀释血清的体积。

（3）观察实验结果时，小心取出试管，以免凝集物分散，影响观察。应先看第 8 管（对照管），判断实验的可信性，该管应不出现凝集现象，然后观察 1～7 管。

（4）注意第 1 排和第 2 排凝集现象的区别，"O"菌液凝集物为致密颗粒状，不易摇起，"H"菌液凝集物为疏松棉絮状，轻摇易浮起。

（5）前带现象：抗原抗体反应时必须有适当的比例才能出现肉眼可见的凝集物，若抗原或抗体过多，均不形成肉眼可见的凝集物，此为前带现象。在凝集反应中通常稀释血清抗体使其与抗原保持适当比例。

【思考题】

1. 直接凝集反应有哪几种？各有何用途？

2. 什么是抗体的效价？为什么效价可以表示血清中抗体的含量？

3. 抗原抗体反应的原理及特点？ABO 血型的鉴定原理是什么？

4. 做完伤寒、痢疾杆菌鉴定后的玻片为什么不能直接用自来水冲洗？

（二）Rh 血型鉴定

Rh 是恒河猴（rhesus macacus）英文名称的头两个字母。1940 年，兰德斯坦纳和威纳在实验中发现，恒河猴红细胞和多数人体内的红细胞上存在共同抗原，称为 Rh 血型抗原。有 Rh 抗原的称为 Rh 阳性，反之则为 Rh 阴性。Rh 阳性血型在中国汉族及大多数其他民族人群中约为 99.7%，Rh 阴性血十分罕见，是非常稀有的血液种类，所以又被称为"熊猫血"，其中 AB 型 Rh 阴性血更加罕见。Rh 血型系统在临床上的重要性仅次于 ABO 血型系统，Rh 血型不合的输血可危及患者生命，母子 Rh 血型不合的妊娠，有可能发生死胎、早产和新生儿溶血症。因此，Rh 血型鉴定在临床上有重要意义。

Rh 血型系统非常复杂，所含有的抗原数目最多，共 50 个，但临床最主要、最常见的仅 5 个抗原：D、C、E、c、e。其中免疫原性最强的是 D 抗原，因此，在输血医学中，根据红细胞表面是否存在 D 抗原，将 Rh 血型分为"Rh 阳性"和"Rh 阴性"两类。

【实验目的】

掌握人类 RhD 血型鉴定的原理、方法及应用。

【实验原理】

待检红细胞与抗 D 诊断血清发生反应，出现凝集者判定为 RhD 阳性，说明红细胞表面存在 D 抗原，为 Rh 血型阳性；无凝集则判定为 RhD 阴性，说明红细胞表面无 D 抗原，为 Rh 血型阴性。

【实验器材】

（1）单克隆 IgM 型抗 D 诊断血清。

（2）2%～5%待检红细胞悬液。

（3）10mm×75mm 透明干净试管、移液器或滴管（校正为每滴 50μl）、显微镜、血清学专用水平离心机、记号笔等。

【实验方法】

（1）取 10mm×75mm 透明干净试管 1 支，用记号笔标记为"D 待检"。

（2）在待检试管中分别加入抗 D 诊断血清 100μl、2%～5%待检红细胞悬液 50μl。

（3）轻轻混匀，1000g 离心 15～30s。

（4）观察上清液有无溶血；轻轻摇动试管，使沉于试管底部的细胞悬浮起，观察有无凝集颗粒。

【实验结果】

红细胞凝集成块，周围液体澄清者为 RhD 血型阳性（＋）；红细胞仍呈均匀混浊、无凝集者为 RhD 血型阴性（－）。

【注意事项】

（1）本方法 RhD 血型判定为阴性时，只能判定为初检阴性，需经过 RhD 阴性确认试验，排除弱 D 等特殊情况后方可报告阴性结果。

（2）直接抗人球蛋白试验阳性的标本，检测时可能发生抗原遮断现象，出现假阴性结果。

【思考题】

1. 本方法是否可用 IgG 型抗 D 诊断血清进行检测？为什么？

2. RhD 血型鉴定有何重要的临床意义？

实验十六　间接凝集反应

将可溶性抗原（或抗体）先吸附或偶联在与免疫无关的适当大小颗粒性载体的表面，然后与相应抗体（或抗原）作用，在电解质参与下，使载体被动凝集为肉眼可见的凝集物，称间接凝集反应或被动凝集反应。

间接凝集反应的优点为：①特异性强。②敏感性高：间接凝集反应是较敏感的血清学方法之一，可以检测到微量的抗体和抗原；载体的存在使反应的敏感性得以大大提高，其检测可溶性抗原的敏感性高于沉淀反应。③方法简便、快速：一般 1～2h 即可判定结果，若在玻板上进行，则只需几分钟。

常用作载体的物质有人和多种动物红细胞、聚苯乙烯胶乳颗粒、活性炭粒、金黄色葡萄球菌 A 蛋白（SPA）等。

间接凝集反应的分类方法有多种：根据载体的不同，间接凝集反应可分为血凝抑制试验、胶乳凝集试验、协同凝集试验等；根据吸附物不同，可分为正向间接凝集反应（吸附抗原）和反向间接凝集反应（吸附抗体）；根据反应目的不同，又可分为间接凝集抑制反应和反向间接凝集抑制反应；根据用量和器材的不同又可分为试管法（全量法）、凹窝板法（半微量法）和反应板法（微量法）。

一、正向间接凝集试验

【实验目的】

熟悉正向间接凝集反应的原理，了解其临床应用。

【实验原理】

用可溶性抗原致敏载体以检测相应抗体（图 2-5-3，见文后彩图 9）。常用的载体有人 "O" 型红细胞、SRBC、细菌、胶乳微粒、活性炭及甲苯胺红颗粒等，因而根据载体的不同可分为间接血凝反应、间接乳凝反应、间接炭凝反应等。临床上常用于 HBsAb、RF（类风湿因子）、梅毒反应素等抗体的检测。

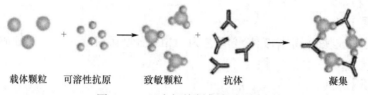

载体颗粒　　可溶性抗原　　致敏颗粒　　　抗体　　　　凝集

图 2-5-3　正向间接凝集实验原理图

本试验以检测梅毒反应素为例介绍甲苯胺红不加热血清试验（toluidine red untreated serum test，TRUST），该试验是以甲苯胺红颗粒为载体的间接凝集反应。受梅毒螺旋体感染后，机体可产生一种非特异性抗体—反应素，该抗体能与牛心肌磷脂抗原发生交叉反应。将处理后的可溶性牛心肌磷脂抗原吸附到甲苯胺红载体颗粒表面致敏以检测反应素，称为TRUST，常用于梅毒的初筛。

【实验器材】

（1）TRUST 试剂。

（2）待测血清、冻干阳性对照血清（用时溶于 0.2ml 生理盐水）。

（3）TRUST 试验专用卡片。

（4）9 号无斜面针头（滴加 TRUST 试剂用）。

【实验方法】

（1）取阳性对照血清、待测血清（不需灭活）各 1 滴约 50μl，分别均匀涂满整个卡片圈内。

（2）将 TRUST 抗原试剂轻轻摇匀，拧开盖，套上 9 号针头，垂直向阳性和待测血清卡圈内加 1 滴（约 17μl）抗原。

（3）用转动器或手摇卡片几分钟后在明亮光线下肉眼观察结果。

（4）如做半定量试验，可将待测血清做 2 倍系列稀释，再按上述定性方法进行试验。

【实验结果】

（1）阳性反应：可见中等或大的红色凝集块。

（2）弱阳性反应：可见散在的细小红色凝集块。

（3）阴性反应：无颗粒凝集，液体浑浊，或仅见有粗糙红色颗粒集聚中央。

【注意事项】

（1）TRUST 抗原试剂从 4℃冰箱中取出后先要室温下预温；试验应在 23～29℃室温中进行，排除因室温波动较大可能出现的假阳性。

（2）摇完卡片后应在 3min 内观察结果，因随时间延长反应性可逐渐增强。

（3）使用专用针头时应采用垂直位置，使每滴大小均匀一致。

（4）试剂卡片为一次性使用。

（5）初筛阳性的结果，应进一步做梅毒确诊试验。

二、反向间接凝集试验

【实验目的】

熟悉反向间接凝集试验的原理，了解其临床应用。

【实验原理】

用抗体致敏载体以检测相应可溶性抗原（图 2-5-4）。根据载体的不同可分为反向间接血凝试验、反向间接乳凝试验等。临床上常用于 HBsAg、AFP 等可溶性抗原检测。

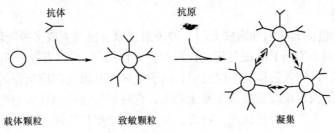

图 2-5-4 反向间接凝集试验原理图

本试验以 AFP 的检测为例介绍反向间接血凝试验，将 SRBC 或"O"型人红细胞用醛类固定（称为醛化，可使红细胞易于吸附蛋白质类抗原或抗体，可长期保存而不溶血），再将纯化的 AFP 抗体吸附于醛化的红细胞上而致敏，当与可溶性抗原 AFP 结合后，使红细胞被动凝集即血凝。临床上常作为原发性肝细胞癌的辅助诊断。

【实验器材】

（1）已经稀释的 AFP 诊断血球（吸附抗 AFP 抗体而致敏的红细胞，冻干制剂每支加 2ml 生理盐水溶解后充分摇匀即可）。

（2）分别稀释为 1：10、1：100、1：1000 的阳性血清、阴性血清和待测血清。

（3）微量血凝板、试管、吸管、生理盐水。

【实验方法】

（1）在微量血凝板上编号，用吸管吸取 3 种不同稀释度的待测血清分别加入第 1 排的第 1、2、3 孔内，每孔加 1 滴。同法取不同稀释度的阳性血清、阴性血清分别加入第 2、3 排的 1、2、3 孔，第 4 排中的第 1 孔，加入生理盐水 1 滴（25μl）（图 2-5-5）。

（2）于上述各孔中分别加入稀释的致敏血球 1 滴，充分摇匀后置 37℃温箱中，30min 后观察结果。

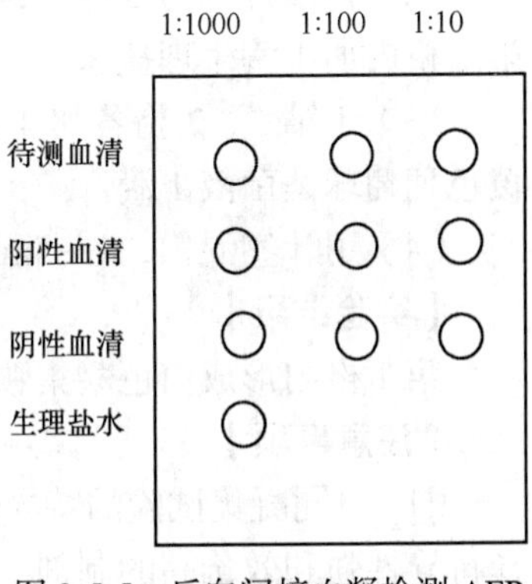

【实验结果】

（1）阴性：血球沉于孔底呈致密圆点状。

图 2-5-5 反向间接血凝检测 AFP

（2）阳性：孔内半数以上血球均匀平铺孔底，呈中等以上面积的均匀薄膜。

（3）阴性血清及生理盐水对照：血球全部下沉，集中在孔底成致密圆点状。

（4）阳性血清对照：血球均匀平铺孔底成薄膜状。

【注意事项】

（1）所有用具（血凝板、试管、滴管）需高度洁净；待测血样及各种溶液需避免含

AFP 材料污染或杂菌污染。

（2）诊断血球每次使用前必须充分摇匀。

（3）每次试验均应设阳性、阴性和空白对照。

三、协同凝集试验

【实验目的】

掌握协同凝集实验的原理，熟悉其操作方法及应用。

【实验原理】

SPA 是金黄色葡萄球菌细胞壁上的一种表面抗原，能与人或多种哺乳动物的 IgG Fc 段非特异性结合而不影响 Fab 段与相应抗原的特异性结合，所以当带有 SPA 的金黄色葡萄球菌与抗体混合，再加入适量的相应抗原，由于抗体 Fab 段与相应抗原的特异性结合使葡萄球菌被动凝集从而出现凝集反应更易于观察。它对颗粒性抗原和可溶性抗原抗体反应都有协同凝集作用。此方法敏感性高，简便、快速、便于推广应用。常用于病毒、细菌毒素等可溶性抗原检测。

【实验器材】

（1）金黄色葡萄球菌 Cowan I 株 18～24h 培养液、伤寒沙门菌 O 菌液、伤寒沙门菌 O 抗原的抗血清（56℃30min 灭活）、pH7.2 的 0.2%甲醛缓冲盐水、生理盐水。

（2）离心机、水浴箱、无菌滴管、吸管及试管、牙签、玻片等。

【实验方法】

（1）制备致敏菌液：用 pH7.2 的 0.2%甲醛缓冲盐水将金黄色葡萄球菌培养液（经 80℃ 10min 灭活）稀释成 10%的悬液，取此液 1.0ml，加 0.1ml 伤寒沙门菌 O 抗原的抗血清，充分混匀后 37℃水浴 30min，3000r/m 离心 20min。弃去上清液，再用甲醛缓冲液将沉淀物洗涤 1 次，弃去上清，将沉淀物做适当稀释即成抗体致敏的金黄色葡萄球菌菌液。

（2）将玻片分为 3 格，编号 1、2、3，于第 1、3 格内各加 1 滴伤寒沙门菌 O 菌液，第 2 格内加 1 滴生理盐水。

（3）于第 1、2 格各加 1 滴抗体致敏的金黄色葡萄球菌菌液，第 3 格内加未致敏的金黄色葡萄球菌菌液 1 滴。

（4）用牙签混匀，1～5min 内观察结果。

【实验结果】

第 1 格内形成白色凝集颗粒，第 2、3 格内液体均匀浑浊。

【注意事项】

（1）协同凝集试验的特异性和反应的强弱取决于致敏 SPA 菌液的免疫血清，因此要选择特异性强和效价高的制剂。

（2）SPA 对不同种属的 IgG 的亲和力不同，在制备致敏 SPA 菌液时要选择适当动物的抗血清。

（3）每次试验应同时设阳性和阴性对照；同时还要设未致敏的金黄色葡萄球菌菌液对照，以排除菌体的自凝现象。

（阳志勇　曾铁兵）

第六章 沉淀反应

当可溶性抗原如血清、毒素、细菌浸出液等直接和相应抗体相遇，当两者比例适当，在一定温度、pH 并有电解质参与的条件下，就可能形成肉眼可见的沉淀物，称为沉淀反应（precipitation）。

沉淀反应是临床上常用的血清学试验之一，现代免疫技术（如各种标记免疫技术）多是在沉淀反应的基础上建立起来的，因此沉淀反应是免疫学方法的核心技术之一。它的种类很多，可在试管内、平皿中及玻片上的琼脂内进行操作。根据抗原与抗体的不同条件及其他因素，沉淀反应可以分为以下 3 种主要形式。即凝胶内沉淀反应（precipitation reaction in gel），如单向琼脂扩散、双向琼脂扩散等；免疫电泳技术，如对流免疫电泳、火箭免疫电泳、免疫琼脂扩散电泳等及液相内沉淀反应，如环状沉淀反应（ring precipitation reaction），免疫浊度试验及絮状沉淀反应（flocculation precipitation reaction）等。以下就按照上述 3 种主要反应形式介绍临床常用的沉淀反应试验。

实验十七 凝胶内沉淀试验

本实验主要介绍凝胶中的沉淀反应，主要指琼脂扩散试验。琼脂扩散试验是指可溶性抗原与抗体在琼脂内扩散，若两者对应且比例适当，则可出现肉眼可见的沉淀线/环等沉淀物形式。琼脂是一种大分子多糖物质，100℃时熔化，45℃以下可凝固而形成网状结构，允许抗原抗体分子在其中自由扩散。琼脂扩散试验可分为单向扩散和双向扩散，只有抗原或抗体扩散的试验称为单向扩散，可用于定量检测；抗原与抗体均在琼脂内发生扩散的试验称为双向扩散，常用于定性检测。

一、单向琼脂扩散试验

【实验目的】
掌握单向琼脂扩散试验的原理及应用，熟悉其基本操作方法。

【实验原理】
通常是用已知抗体测定未知抗原。试验中将一定量的抗体均匀混合于琼脂内，倾注于玻璃板上，凝固后，在琼脂层中打孔，再将定量待测抗原加入孔中。由于琼脂中抗体浓度分布均匀，故只有孔中抗原向四周扩散，与琼脂中抗体相遇结合，在抗原与抗体比例合适处，呈现白色沉淀环。由于只有抗原在琼脂中扩散，故称为单向琼脂扩散。沉淀环的直径大小与抗原的浓度成正相关。如事先用不同浓度的标准抗原或国际参考蛋白制成标准曲线，则未知标本中的抗原含量可从标准曲线中求出。本试验主要用于检测血清中 IgG、IgM、IgA 和补体 C3 等的含量。

【实验器材】

（1）1.5%盐水琼脂（生理盐水配制，琼脂含量1.5%）。

（2）人免疫球蛋白IgG诊断血清。

（3）待检人血清。人血清免疫球蛋白参考血清。

（4）玻片、微量加液器、打孔器（直径3mm）、两脚规、直尺、半对数坐标纸等。

（5）湿盒、37℃恒温箱等。

【实验方法】

（1）制板：将适宜稀释度的诊断血清与预先溶化的1.5%琼脂在56℃水浴中混匀，每块载玻片浇注3ml，制成免疫琼脂板。

（2）打孔：用打孔器在免疫琼脂板上打孔，孔间距为1.2～1.5cm，每板2排，每排5个孔，挑出孔内琼脂。

（3）稀释参考血清：每支干燥血清中加入蒸馏水0.5ml，待完全溶解后，用0.01M pH7.2～7.4的PBS倍比稀释成1∶10、1∶20、1∶40、1∶80、1∶160等5种浓度。

（4）加样：用微量加液器取10μl各种不同浓度的参考血清，准确地加到琼脂板的各孔中，每种浓度加2个孔，用以制作标准曲线（图2-6-2）。测待检血清时，血清用PBS作1∶40稀释，每孔加10μl，每份标本加2个孔。

（5）将加样的琼脂板置湿盒内，经37℃24h后取出，测各孔沉淀环直径（图2-6-1）。

【实验结果】

取出琼脂板，即可见清晰的乳白色沉淀环。

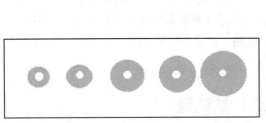

图2-6-1　单向琼脂扩散试验结果示意图

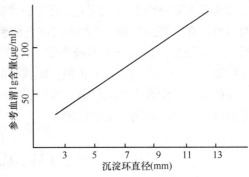

图2-6-2　单向琼脂扩散标准曲线示意图

【注意事项】

（1）制备免疫琼脂板时要掌握好温度。温度过高会破坏抗体活性；温度低于42℃则琼脂很快凝固，不能制板。灌板时要迅速，避免气泡。孔间距不能小于1cm。

（2）应从低浓度到高浓度的顺序加样，以免出现误差，加样时避免碰坏孔壁。

（3）沉淀环的直径以毫米为单位测量。

二、双向琼脂扩散试验

【实验目的】

掌握双向琼脂扩散试验的原理及应用，熟悉其基本操作方法。

【实验原理】

将可溶性抗原和抗体分别加入琼脂板上相对应的孔中，两者各自向四周扩散，如果抗原和抗体相对应，则在两者比例适当处形成可见的沉淀线。此试验可检测抗原或抗体的纯度，滴定抗体的效价及用已知抗原（抗体）检测和分析未知抗体（抗原）。临床上常用于检测甲胎蛋白（AFP），作为原发性肝癌的重要诊断指标。但双向琼脂扩散需时较长（24h），灵敏度不是很高。

【实验器材】

（1）抗甲胎蛋白诊断血清。

（2）脐带血清。

（3）待检血清。

（4）1%盐水琼脂，其他材料同单向扩散。

【实验方法】

（1）制板：载玻片置水平位，将3ml已溶化的盐水琼脂倒在玻片上铺平，待冷。

（2）打孔：用打孔器打孔，中央1孔，周围6孔，孔距6mm，排列方式如图2-6-3所示，将孔内琼脂挑出。

（3）加样：用微量加液器往中央孔加入抗甲胎蛋白诊断血清；上下孔加脐带血清作阳性对照；其余4孔加待检血清，每孔量均为10μl，防止外溢。

（4）将琼脂板放于湿盒内置37℃温箱中24h观察结果。

【实验结果】

（1）若待检血清标本产生沉淀线，并与阳性对照所产生的沉淀线吻接成一线，则表示阳性。如无沉淀线或与阳性血清沉淀线交叉，则表示阴性（图2-6-4）。

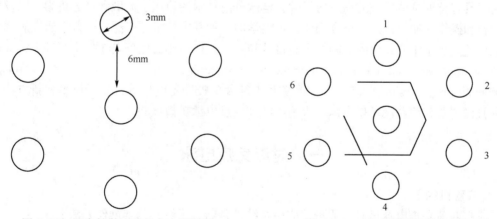

图2-6-3　双向扩散法孔的大小及距离　　　图2-6-4　双向扩散法结果示意图

（2）双向扩散时，在抗原和抗体的对应孔和临近孔之间，由于加入的抗原和抗体的成分不同，沉淀线的位置、数目与特征也有差别，这些都有助于分析抗原或抗体的成分。

1）抗原与抗体的浓度相等，沉淀线在两孔之间呈直线形；抗体的浓度比抗原低，沉淀线靠近抗体一方；抗原浓度比抗体低，沉淀线靠近抗原一方（图2-6-5A）。

2）在三角相对的排列孔中，若两抗原孔抗原相同，与同一相应抗体反应，两条沉淀线顶端相连（图2-6-5B）；若两抗原孔抗原不相同，与两种相应抗体反应，两条沉淀线相交（图2-6-5C）；若一抗原孔有两种不同的抗原，另一抗原孔只有其中一种抗原，抗体孔

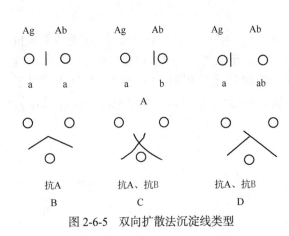

图 2-6-5 双向扩散法沉淀线类型

有两种相应的抗体,则形成的沉淀线既能连接,又出现一小支带（图 2-6-5D）。

【注意事项】

（1）孔中琼脂取出后要尽快加样,否则会有水分渗入孔中,影响加样量。

（2）加样时动作要轻,尽量防止血清起泡;所加各样品不要溢出孔外,否则会影响沉淀线的形成。

（3）扩散时间要适当。时间过短,沉淀线不能出现;时间过长,会使已形成的沉淀线解离或散开而出现假象。

（4）加抗原和抗体时,应各用 1 只微量加液器,加样前后要分别用生理盐水清洗 Tip 头。

【思考题】

1. 单项琼脂扩散试验的原理是什么？它的主要用途有哪些？

2. 双向琼脂扩散试验怎样通过沉淀线来判断抗原抗体是否对应？

3. 为什么不能用单向琼脂扩散试验来检测血清 IgE 含量？

实验十八　免疫电泳技术

免疫电泳技术是将琼脂电泳与免疫扩散相结合的一种常用的免疫学实验方法,此项技术由于具有抗原抗体反应的高度特异性,电泳分离技术的快速、灵敏和高分辨力,以及实验设备和操作简便等优点,至今仍作为免疫学的一种基本技术,广泛用于科学研究和临床实验诊断。数十年来,根据不同的实验目的和要求,在经典的免疫电泳技术基础上,又衍生出对流免疫电泳（counter immunoelectrophoresis, CIEP）、火箭电泳（rocket immunoelectrophoresis, RIEP）、交叉免疫电泳及免疫固定电极等许多新技术和新方法。以下我们主要介绍对流免疫电泳、火箭电泳和免疫电泳扩散试验。

一、对流免疫电泳

【实验目的】

掌握对流免疫电泳试验的原理、应用及结果判断,了解其基本操作方法。

【实验原理】

对流免疫电泳是把双向扩散和电泳技术结合在一起的方法。多数蛋白质抗原物质在碱性环境中由于羧基电离而带负电荷,在电泳时从负极向正极移动。抗体属球蛋白,所暴露的极性基团较少,在缓冲液中离解也少,只带有微弱的负电荷,而且分子量较大,移动较慢,在电泳时,由于电渗作用的影响,抗体球蛋白不但不能抵抗电渗作用向正极移动,反而顺着电子流方向由正极向负极倒退。这样就使抗原和抗体定向对流,发生反应,并在短时间内在比例适当的部位形成肉眼可见的沉淀线,故可用于快速诊断。由于抗原抗体分子在电场作用下定向运动,限制了双向扩散时抗原抗体的多向自由扩散,从而提高了试验的敏感性，它比琼脂扩散敏感性高 10～16 倍。

【实验器材】

（1）1%琼脂：用 pH8.6 巴比妥—盐酸缓冲液配制，冰箱保存备用。

（2）电泳槽，其他试剂、检材及其他材料同双向扩散。

【实验方法】

1. 制板　如前法溶化 1%琼脂，浇注于载玻片，3 毫升/片，待冷。

2. 打孔　要求孔距 3mm，行距 4～5mm，每张玻片可打数排孔（图 2-6-6）。

3. 加样　一侧孔加抗甲胎蛋白诊断血清，另一侧孔加待检标本和阳性对照血清，至完全充满孔内为止。

4. 电泳　将加好的样品琼脂板置电泳槽上，抗原孔侧置阴极端，抗体孔侧置阳极端。控制电流在 3～5mA/cm 板宽，电压 6～10V/cm 板长，电泳 30～90min 。

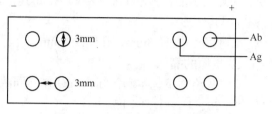

图 2-6-6　对流免疫电泳示意图

【实验结果】

将玻片对着强光源观察，在待测抗原与抗体孔之间出现白色沉淀线，并与已知阳性对照比较。

【注意事项】

（1）电泳时电流不宜过大，以免因发热使蛋白质变性或使凝胶断裂。

（2）抗原与抗体的电极方向不能接反。

（3）抗原抗体相对浓度要适当，抗原太浓太稀时都不易出现沉淀线。

（4）电泳所需时间与孔间距离有关，距离越大，电泳时间越长。

（5）电渗作用过强会使多数蛋白质向阴极移动，因此不宜使用电渗作用过强的琼脂。如果抗原也是免疫球蛋白，或抗原抗体的扩散率比较接近，会导致电泳时抗原和抗体向一个方向移动，不能形成对流效应，这种情况下不宜做对流免疫电泳。

二、火箭免疫电泳

【实验目的】

熟悉火箭免疫电泳试验的原理、应用及结果判断，了解其基本操作方法。

【实验原理】

火箭免疫电泳又称单向定量琼脂免疫电泳，是在单向琼脂免疫扩散的基础上发展起来的一种技术。检测时将含有已知抗体的琼脂浇成琼脂板，打孔后加入待检样品和不同稀释度的标准抗原，在电场作用下，定量的抗原泳动遇到琼脂内的抗体，与相应的抗体形成抗原抗体复合物，在两者比例适当的部位沉淀下来，在琼脂内形成锥形的沉淀峰，形似火箭，故名。沉淀峰的高低与抗原的浓度成正比，因此可以对抗原进行定量测定。其敏感性较单向扩散要高，而且快速。本试验介绍人血清 IgG 的定量检测。

【实验器材】

（1）抗原：待测人血清标本及已知的纯化人 IgG 样品。

（2）抗体：兔抗人 IgG 血清。

（3）1%琼脂：用 0.05M pH8.6 巴比妥缓冲液配制。

（4）2.2mol/L 甲醛液。

（5）玻璃板（7cm×10cm）、其他材料同免疫电泳。

【实验方法】

1. 制板 先将 1%琼脂糖凝胶于沸水浴中加热融化，保温于 52℃水浴中，加入适量兔抗人 IgG，使抗体浓度为 0.75%～1%，迅速混匀，倾注于水平放置的清洁干燥的玻璃板上，待其冷却。

2. 打孔 孔径 3mm，孔间距 5mm。

3. 抗原的醛化

（1）先将血清标本和已知人 IgG 作不同浓度稀释。前者稀释为 1：40，后者稀释为 1：10、1：20、1：40、1：80。

（2）分别取 0.3ml 样品和 0.2ml 2.2mol/L 甲醛液置于一列小试管内，混匀，置 37℃温箱 5min，进行醛化。

4. 加样 于每孔内加入不同稀释度的标准抗原及待检抗原，每孔 10μl。

5. 电泳 抗原端接负极，电压 3V/cm，电泳 6～8h。

【实验结果】

（1）琼脂板上出现不同高度的沉淀峰，形似火箭样（图 2-6-7）。

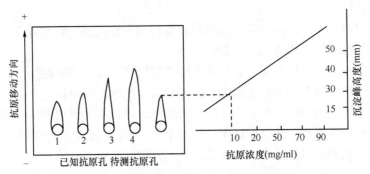

图 2-6-7 火箭电泳结果及标准曲线示意图

（2）制作标准曲线：以沉淀峰的高度作纵坐标，抗原浓度作横坐标，画出标准曲线（图 2-6-7）。以测得的待检抗原峰的高度查标准曲线，即知待检抗原浓度。

【注意事项】

（1）电泳后可直接观察测量，也可干燥后染色观察。

（2）低电压、低离子强度、较长电泳时间效果更好。

（3）加样后应及时电泳。

三、免 疫 电 泳

【实验目的】

掌握免疫电泳试验的原理、应用及结果分析，了解其基本操作方法。

【实验原理】

免疫电泳试验（immunoelectrophoretic test）是琼脂平板电泳和双相免疫扩散两种方法的结合，用于分析抗原组成的一种免疫学分析技术。试验可分两个步骤，具体步骤如下。

1. 琼脂平板电泳　将待检抗原物质在琼脂板上进行电泳分离。由于各种可溶性蛋白分子的大小、质量与所带电荷不同，在电场的作用下，其带电分子的运动速度也不相同，因此能够把混合物中的各种不同成分因电泳迁移率的不同而彼此分开。

2. 双向琼脂扩散　电泳后在琼脂槽中加入相应抗体，然后置湿盒内让其进行扩散。当已分离的各抗原成分与抗体在扩散中相遇且比例适合时，可形成肉眼可见特异性沉淀弧。根据沉淀线数量及位置可鉴定分析各种抗原成分及其性质。

该方法可以用来研究：①抗原和抗体的相对应性；②测定样品的各成分及它们的电泳迁移率；③根据蛋白质的电泳迁移率，免疫特性及其他特性，可以确定该复合物中含有某种蛋白质；④鉴定抗原或抗体的纯度。

本实验以人血清 Ig 的分离鉴定为例来介绍免疫电泳。

【实验器材】

（1）待检人血清、正常人血清、兔抗人血清。

（2）1%离子琼脂：用 0.05M、pH8.6 的巴比妥缓冲液配制。

（3）载玻片、直径 3mm 打孔器、0.2cm×0.6cm×6.0cm 聚苯乙烯塑料条、微量加液器、电泳仪、注射器针头、吸管等。

【实验方法】

1. 制板　载玻片放于水平台面上，将塑料条按图 2-6-8 放置于玻片上，吸取 4ml 热溶的 1%琼脂于载玻片上，自然凝固后，取出塑料条，即成琼脂槽，再按图打孔，挑去孔中琼脂。

2. 加样　用微量加液器往孔中加入标本，勿使溢出。

3. 电泳　电压 4V/cm，电泳 1.5h。

4. 扩散　琼脂槽内加入兔抗人免疫血清，充满槽内，琼脂板置湿盒内 37℃扩散 24h，观察结果。

【实验结果】

由于经电泳已分离的各抗原成分（各 Ig）在琼脂中呈放射状扩散，而相应的抗体呈直线扩散，因此生成的沉淀一般多呈弧形，在槽的两边出现相应对称的弧形沉淀（图 2-6-9）。高分子量的抗原物质扩散慢，所形成的沉淀线离抗原孔较近；而分子量较小的物质，扩散速度快，沉淀弧离抗体槽近一些。抗原浓度高沉淀弧偏近抗体槽，反之，抗体浓度过高，沉淀弧偏近抗原孔。

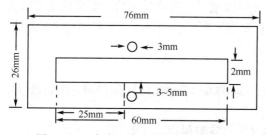

图 2-6-8　免疫电泳琼脂板制作示意图

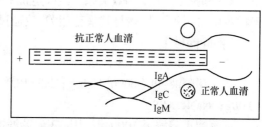

图 2-6-9　免疫球蛋白的迁移范围

【注意事项】

（1）操作时动作要轻巧，挖槽时要注意平行整齐，加入抗体时不要外溢。

（2）电泳板扩散后，可直接观察，也可染色观察。无色标本要在黑色背景下，用斜射光观察。

（3）搭桥应完全紧密接触，以免因电流不均而发生沉淀线歪曲。

（4）抗血清虽然含有对所有抗原物质的相应抗体，但抗体效价有高有低，抗血清中必须含有足够的抗体，才能同被检样品中所有抗原物质生成沉淀反应。因此要适当考虑抗原孔径的大小和抗体槽的距离。

【思考题】

1. 对流免疫电泳试验中抗原为什么必须加在电场负极端孔内，抗原和抗体为什么会向相反方向运动？

2. 免疫电泳有哪些临床用途？

3. 怎样通过火箭电泳确定待测抗原/抗体的含量？

4. 试比较沉淀反应各种方法的原理和用途。

实验十九　　液相内沉淀试验

液相内沉淀试验指以含盐缓冲液为反应介质的抗原抗体特异性结合的沉淀试验。根据实验方法不同所形成的免疫复合物呈现的沉淀现象不一。将液相内沉淀分为3类：①絮状沉淀试验（flocculation test）；②环状沉淀试验（ring precipitation test）；③免疫比浊试验（immunoturbidimetry test）。免疫比浊试验目前是临床应用最广泛的液相内沉淀试验，已基本取代前两类试验。该法是指可溶性抗原、抗体在液相中特异性结合，产生一定大小的复合物，形成光的折射或吸收，借助多种自动化分析仪器来测定这种折射或吸收后的透射光或散射光作为计量单位来完成待检物质的检测。该法解决了经典的免疫沉淀试验方法学上存在费时、繁琐、敏感度低（10～100mg/L）、难以自动化等缺陷。目前主要有透射比浊法（transmission turbidimetry）、散射比浊法（nephelometry）和免疫胶乳比浊法（immunolatex turbidimetry）等。以下以免疫透射比浊法测定血清C3含量为例介绍。

【实验目的】

掌握免疫透射比浊试验的原理、应用及结果分析，了解其基本操作方法。

【实验原理】

待测血清中的C3与抗C3免疫血清在液相中反应，比例合适时形成可溶性免疫复合物。聚乙二醇（PEG6000）可沉淀该免疫复合物，使溶液的透光率（T）下降。免疫复合物的量与C3和抗C3量呈函数关系，当固定抗C3血清浓度时，免疫复合物的形成量主要取决于样本中C3的含量，并与其呈正相关。故通过检测溶液吸光度值即可判定样本中C3含量。

【实验器材】

（1）抗C3血清、C3含量标准品。

（2）稀释液：PEG6000，10.00g；NaF，10.00g；$Na_2HPO_4 \cdot 12H_2O$，101.50g；$NaH_2PO_4 \cdot 2H_2O$，10.00g；NaN_3，1.0g。

加蒸馏水溶解至1000ml。用C3玻璃滤器过滤，室温保存。

（3）吸管、微量加样枪、聚苯乙烯反应板、微型混合器、酶标仪、水浴箱。

【实验方法】

（1）标准曲线的制备：在 5 个反应板微孔中分别加入稀释抗 C3 血清 158 μl、156μl、154μl、152μl、150μl，再将 C3 含量标准品溶解后取 2μl、4μl、6μl、8μl、10μl 分别加至相应各孔，最终体积各为 160μl 于微型混合器上振荡 1min，置 37℃水浴 30min，取出后混匀，用酶标仪分别测定 490nm 吸光度。以 C3 含量为横坐标、吸光值为纵坐标，制成标准曲线。

（2）将抗 C3 血清按所示效价稀释，加到聚苯乙烯反应板孔中，156μl/孔，然后每孔加入不同稀释度的待测血清 4μl，于微型混合器上振荡混匀 1min，置 37℃水浴 30min 后，取出混匀，用酶标仪测定其 490nm 吸光度。用抗 C3 血清溶液 160μl 作空白调零。

【实验结果】

测出待测孔的 A 值后，根据根据标准曲线即可得知样本中 C3 含量。正常值为 1.417±0.2396/L（$\bar{X} \pm s$）。

【思考题】

1. 免疫比浊试验有何优点和用途？

2. 液相内沉淀试验有哪几种常见类型，目前应用如何？

（赵飞骏 曾铁兵）

第七章 补体参与的免疫反应

补体（complement，C）是存在于正常人和动物血清与组织液中的一组经活化后具有酶活性的蛋白质。是由 30 余种可溶性蛋白、膜结合性蛋白和补体受体组成的多分子系统，广泛参与机体抗微生物防御反应及免疫调节，也可介导免疫病理的损伤性反应，是体内具有重要生物学作用的效应系统和效应放大系统。

实验二十 溶血试验

【实验目的】

掌握溶血试验的原理及基本操作方法。

【实验原理】

将 SRBC 做抗原注射家兔体内，经一定潜伏期，家兔血清中即出现特异性抗 SRBC 抗体，此种抗体称溶血素，它可以与 SRBC 结合，此时若加入补体，即可激活补体系统，裂解 SRBC 而释放出血红蛋白，从而呈现溶血现象。

【实验器材】

（1）溶血素（1:100）、补体（1:30）、SRBC 悬液（2%）、生理盐水。

（2）试管、吸管、试管架、37℃水浴箱等。

【实验方法】

（1）将试管 4 支排成 1 排，按下表 2-7-1 加入各试验材料。

表 2-7-1 溶血试验加样表（单位：ml）

管号	SRBC	溶血素	补体	生理盐水	现象
1	0.5	0.5	0.5	0.5	
2	0.5	0.5	□	1.0	
3	0.5	□	0.5	1.0	
4	0.5	□	□	1.5	

（2）震荡混匀，37℃水浴 30min。

【实验结果】

实验管（第 1 排）因发生溶血而变成红色透明；其余管未发生溶血，红细胞悬液呈均匀混浊状。

【注意事项】

（1）取样品的吸管不可混用；加样力求准确。

（2）SRBC 混匀后再加。

（3）补体稳定性差，易失活，最好置于冰浴中，用时再取，温度、pH、连续吹打等都可使其活性下降，加入补体后轻轻吹打即可。

实验二十一　补体活性测定

一、溶血素效价的测定

【实验目的】

熟悉溶血素效价的测定原理及方法。

【实验原理】

小鼠或家兔等动物经 SRBC 免疫后血清中可出现抗 SRBC 的抗体。采集免疫动物血液分离血清，即可获得抗 SRBC 的抗血清。用 SRBC 与相应抗血清混合时，当有补体存在时，在一定条件下，SRBC 被破坏溶解，故抗 SRBC 抗体又称为溶血素。使一定量 SRBC 完全溶解的溶血素最高血清稀释度称溶血素的效价。

【实验器材】

（1）抗体：含溶血素血清（用生理盐水 1∶100 稀释）。

（2）抗原：2%SRBC 悬液。

（3）补体：取自豚鼠新鲜血清，生理盐水 1∶30 稀释。

（4）其他：37℃水浴箱、试管、吸管、生理盐水等。

【实验方法】

按表 2-7-2 加入各试验材料。

表 2-7-2　溶血素单位滴定（单位：ml）

试管号	1	2	3	4	5	6	7	8	9
生理盐水	0.9	0.5	0.5	0.5	0.5	0.5	0.5	0.5	0.5
溶血素（1∶100 血清）	0.1	0.5	0.5	0.5	0.5	0.5	0.5	0.5	弃 0.5
血清稀释度	1/1000	1/2000	1/4000	1/8000	1/16000	1/32000	1/64000	1/128000	—
补体（1∶30）	0.5	0.5	0.5	0.5	0.5	0.5	0.5	0.5	0.5
2%SRBC	0.5	0.5	0.5	0.5	0.5	0.5	0.5	0.5	0.5
摇匀后置于 37℃水浴箱中 30min									
结果									

【实验结果】

将各管发生溶血的情况记录于上表"结果"一项。以"完全溶血""不完全溶血""完全不溶血"3 个标准来判断。

完全溶血：指试管中 SRBC 全部被破坏，试管中的溶液呈均匀红色，清亮透明，试管底无红细胞沉积。

不完全溶血：指 SRBC 部分被破坏，试管中的溶液呈红色半浑浊，可见部分红细胞沉于管底。

完全不溶血：指没有 SRBC 破坏，试管中的溶液呈红色浑浊，可见部分红细胞沉于管底。

第 9 管（对照管）必须是"完全不溶血"时前面各管的结果才有意义。使一定量 SRBC

完全溶解的溶血素最高血清稀释度即为溶血素的效价，若溶血素效价为 1 : 8000，则 8000 倍稀释的溶血素为 1 单位。做补体结合试验时常用 0.2ml 中含 2 个溶血素单位的稀释液，可取 1 : 100 的溶血素 1ml 加生理盐水 39ml 即得。

【注意事项】

（1）补体的血清必须新鲜。

（2）SRBC 用前一定要摇匀。

二、总补体溶血活性测定（CH_{50} 测定）

【实验目的】

熟悉总补体溶血活性测定试验原理及测定流程。

【实验原理】

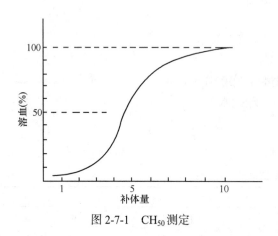

图 2-7-1 CH_{50} 测定

CH_{50} 测定（total hemolytic complement assay，CH_{50} assay）是利用补体能使溶血素致敏的 SRBC（致敏的 SRBC 即 SRBC 与相应抗体形成的免疫复合物）发生溶血，当致敏红细胞浓度恒定时，在一定范围内溶血程度与补体的量及活性呈正比例关系。因此，以溶血程度为纵坐标，补体量为横坐标绘图，可得"S"型曲线（图 2-7-1），曲线两端平坦，补体量的增减与溶血程度影响不大，而在曲线中段（50% 溶血附近）曲线最陡，几乎成一垂直线，此时补体量的细微变化可引起溶血程度的明显改变，故取 50% 溶血为终点观察指标，即以引起 50% 溶血的最小血清量作为一个 CH_{50} 单位。临床上，CH_{50} 测定可用于某些超敏反应性疾病的辅助诊断，也可作为观察病情变化的指标。

【实验材料】

（1）缓冲盐水（pH7.4）

1）10×储备液：NaCl 75g、1mol/L HCl 177ml、三乙醇胺 28ml、$MgCl_2 6H_2O$ 1.0g、$CaCl_2 \cdot 2H_2O$ 0.2g。先将 NaCl 溶于 700ml 蒸馏水中，加入 HCl 及三乙醇胺，$MgCl_2$ 及 $CaCl_2$ 分别用 2ml 蒸馏水溶解后，逐一缓慢加入，再用蒸馏水加至 1000ml。4℃保存备用。

2）应用液：取 1 份储备液，加 9 份蒸馏水，4℃保存待用。

（2）2%SRBC 悬液：新鲜脱纤维羊血或 Alsever 液保存羊血（4℃可保存 3w），生理盐水洗 2 次，第 3 次用缓冲盐水，2000r/min 离心 10min。压积细胞用缓冲盐水配成 2% 悬液。为使红细胞浓度标准化，可将 2% 细胞悬液用缓冲盐水稀释 25 倍，于分光光度计（542nm）测定其透光率（以缓冲盐水校正透光率至 100%），每次试验用红细胞浓度（透光率）必须一致。

（3）溶血素：按效价以缓冲盐水稀释至 2 单位（如效价为 1 : 8000，使用时按 1 : 4000 稀释）。

（4）致敏 SRBC：2%SRBC 加等量 2 单位溶血素，混匀置 37℃水浴 10min。

（5）待检血清。

（6）试管、吸管、离心机、37℃水浴箱、分光光度计等。

【实验方法】

（1）取待检血清 0.2ml，加缓冲盐水 3.8ml，使成 1：20 稀释液。

（2）取干净试管 10 支，按表 2-7-3 所示加入各试剂，混匀，试管置 37℃水浴 30min。

（3）50%溶血标准管：于 2ml 2%SRBC 悬液中加入 8ml 蒸馏水，混匀，使完全溶血，然后取此液体 2ml 加 pH7.4 缓冲盐水 2ml，混匀后即为 50%溶血标准管。

【实验结果】

将各试验管经 2500r/min 离心 5min，用肉眼找出最接近 50%溶血标准管的试验管后，用分光光度计（542nm，0.5cm 吸收池）读该管的 A_{542} 值，即可求出补体总溶血活性。此数值即用以表示血清的总补体活性。

计算公式：

$$血清总补体CH_{50}(U/ml) = \frac{1}{引起50\%溶血管血清量（ml）} \times 稀释倍数$$

假设第 4 管的光密度最接近标准管，则补体含量为 1/0.25×20=80U/ml，表 2-7-3 中提供各管相应补体含量，可不必计算而能直接查出，第 10 管为空白对照管，要求不溶血。

正常参考值：50～100U/ml。

【注意事项】

（1）缓冲液、致敏 SRBC 均应新鲜配制。

（2）实验器材应清洁。

（3）待测标本必须新鲜，应无溶血、无污染、无乳糜血。如放置 2h 会使补体活性下降。

（4）补体的溶血活性受多种因素的影响，如 SRBC 浓度及致敏抗体的量等。钙、镁离子的存在可稳定溶血系统，但含量过多时，反而抑制溶血反应。

【思考题】

1. 何为 CH_{50} 单位？为何取 50%溶血为终点观察指标？

2. 血清标本放置时间长后补体活性会有何变化？

表 2-7-3　CH_{50} 测定（单位：ml）

管号	1	2	3	4	5	6	7	8	9	10
1：20 稀释血清	0.10	0.15	0.20	0.25	0.30	0.35	0.40	0.45	0.50	□
缓冲盐水（pH7.4）	1.40	1.35	1.30	1.25	1.20	1.15	1.10	1.05	1.00	1.50
2U 溶血素	0.50	0.50	0.50	0.50	0.50	0.50	0.50	0.50	0.50	0.50
2%SRBC	0.50	0.50	0.50	0.50	0.50	0.50	0.50	0.50	0.50	0.50
总补体 CH_{50}（U/ml）	200	133	100	80	66.5	57.1	50	44.4	40	□

实验二十二　补体依赖的细胞毒试验

【实验目的】

掌握补体依赖的细胞毒试验的原理，了解其操作方法及结果判定标准。

【实验原理】

带有特异抗原的靶细胞（如正常细胞、肿瘤细胞、病毒感染细胞）与相应抗体结合后，在补体的参与下，可引起靶细胞膜损伤，导致细胞膜的通透性增加、细胞死亡，而不带特异抗原的细胞仍然存活。伊红-Y、台盼蓝等染料则可通过受损细胞膜进入细胞内使细胞着色，使死细胞体积增大，故可用于指示死细胞或濒死细胞；而活细胞不着色，大小仍保持正常。此即补体依赖的细胞毒试验（complement dependent cytotoxicity, CDC），该试验可以检查细胞膜抗原，亦可鉴定抗体的特异性。本实验中，在体外利用抗小鼠 Thy-1 的单克隆抗体与小鼠胸腺细胞特异的 Thy-1 表面抗原结合，通过补体的协同作用，可杀伤 95% 以上的胸腺细胞。

【实验器材】

（1）眼科剪、眼科镊、平皿、80～100 目不锈钢网。

（2）试管、1ml 吸量管、尖吸管、载玻片、盖玻片。

（3）含 5%NBS 的冷 Hank's 液、1%伊红-Y 染液、抗小鼠 Thy-1 的单克隆抗体及补体。

（4）$C_{57}BL/6J$ 小鼠。

【实验方法】

（1）小鼠胸腺细胞悬液的制备：将 4～6w 龄小鼠采用颈椎脱臼法处死，取出胸腺放入已加入约 4ml 冷 Hank's 液的平皿中，在 100 目的不锈钢网上研磨后，过筛，放入试管，离心 1000r/min，5min，用 Hank's 液洗两次。将沉淀的细胞重悬于 Hank's 液中，配成 $1×10^7$/ml 细胞悬液。

（2）取试管 3 支，标明顺序，依据表 2-7-4 依次加入 $1×10^7$/ml 胸腺细胞悬液、抗小鼠 Thy-1 的单克隆抗体（最适稀释度）及 Hank's 液，放入 37℃水浴 30min。

表 2-7-4 补体依赖的细胞毒试验加样表（单位：ml）

实验材料	试验管	补体对照管	细胞对照管
$1×10^7$/ml 胸腺细胞悬液	0.5	0.5	0.5
Thy-1 单克隆抗体	0.5	□	□
Hank's 液	□	0.5	1.0
1：3 补体	0.5	0.5	□

（3）取出后每管加入 1%伊红-Y 染液 2 滴，混匀后室温放置 2min。

（4）轻轻摇匀后在载玻片上滴片，加盖玻片镜检。先用低倍镜下观察，再用高倍镜观察，比较 3 管中细胞存活情况。

【实验结果】

死细胞呈红色，无光泽且肿胀变大；活细胞不着色、有光泽且形态正常。高倍镜下计数 200 个细胞并计算其中死细胞的百分数。计算公式如下：

死细胞百分数=（实验管死细胞数% －对照管死细胞数%）÷（100% －对照管死细胞数%）。

【注意事项】

（1）为保持细胞活力，胸腺细胞制备要在冰浴中操作且速度要快。

（2）在预实验中要先确定好抗 Thy-1 的单克隆抗体及补体的效价。

（3）细胞对照管死细胞数不能超过 5%，否则实验要重做。

（4）细胞滴加到载玻片上后要及时检测，长时间放置不检测也可导致假阳性。

【思考题】

1. 溶血素破坏红细胞为什么必须有补体参加？不加补体会出现什么结果？

2. 补体介导的细胞毒试验的原理和用途是什么？

3. 怎样区别补体介导的细胞毒试验中的死细胞与活细胞？

（刘双全　刘安元）

第八章 超敏反应试验

超敏反应是指机体接触到某抗原并且致敏后，再次受到相同抗原刺激时表现出的增高的敏感性或增强的反应性。根据其发生机制不同，可将超敏反应分为Ⅰ、Ⅱ、Ⅲ、Ⅳ型，其中Ⅰ型、Ⅱ型、Ⅲ型超敏反应由抗体介导，而Ⅳ型超敏反应由T淋巴细胞介导。

超敏反应是异常的或病理性的免疫应答，具体表现为一组临床表现各异的疾病。Ⅰ型超敏反应是抗原与结合在细胞表面的IgE结合，继而释放组胺等生物活性介质，引起一系列的病理反应；Ⅱ型超敏反应是细胞上的抗原与抗体结合时，由于补体、吞噬细胞或NK细胞的作用，细胞被破坏；Ⅲ型超敏反应是由中等大小可溶性的抗原抗体复合物沉积到毛细血管壁或组织中，激活补体或进一步招募白细胞而造成的；Ⅳ型超敏反应是T细胞介导的细胞免疫的一种病理表现。

实验二十三 Ⅰ型超敏反应检测

Ⅰ型超敏反应又称变态反应或速发型超敏反应，主要由特异性IgE介导，是临床最常见的一种超敏反应性疾病。

一、实验动物过敏症

实验动物过敏症属于Ⅰ型超敏反应，与临床常见的青霉素和异种动物血清引起的过敏性休克相似，通过实验可进一步加深对Ⅰ型超敏反应机制的理解，提高医护人员对人类过敏性休克重要性的认识。

【实验目的】

掌握Ⅰ型超敏反应皮肤试验原理、特点、方法和临床意义；了解Ⅰ型超敏反应皮肤试验方法。

【实验原理】

先给动物注射异种蛋白，经过一定时间后，动物产生的IgE抗体结合于肥大细胞和嗜碱粒细胞上，动物处于致敏状态。当第2次给动物注射较大量相同抗原时，抗原与细胞表面IgE结合，导致肥大细胞和嗜碱粒细胞脱颗粒，释放活性介质，作用于效应器官，产生严重的过敏性休克。

【实验器材】

（1）动物：豚鼠（250g左右）。

（2）抗原：人血清、鸡蛋清。

（3）其他：无菌注射器、针头、碘酒、乙醇等。

【实验方法】

（1）取健康豚鼠2只，以甲、乙编号，分别从甲、乙2只豚鼠的腹腔或皮下注射1：

10 稀释的人血清 0.1ml，使动物致敏。

（2）致敏后 14～21d，给甲豚鼠心脏注射未稀释的人血清 1～2ml，给乙豚鼠心脏注射未稀释的鸡蛋清 1～2ml。

（3）注射后，1～5min 观察动物的状态。

【实验结果】

（1）注射人血清的豚鼠经几分钟后，即出现烦躁不安、抓鼻、耸毛、咳嗽、打喷嚏等现象，继而发生呼吸困难、大小便失禁，全身倒向一侧，休克死亡。而注射鸡蛋清的豚鼠无任何症状出现。

（2）解剖豚鼠观察肺脏的变化，可见甲豚鼠肺脏极度气肿，而乙豚鼠肺脏正常。

【注意事项】

（1）致敏途经除皮下外，还可以采用腹腔免疫，一般在注射后 2～3w，动物即可达到高致敏状态，并可维持几个月。在此期间用相同抗原进行再次注射时，可引起休克反应。

（2）做抗原再次注射时，应采用静脉或心内注射的途径，使抗原直接进入循环，才能引起明显的休克反应，如采用腹腔或皮下注射，只能产生延缓性休克，甚至不发生休克反应。

【思考题】

1. 结合动物实验，解释 I 型超敏反应发生的机制，并说明为什么乙豚鼠无超敏反应发生？

2. 临床上给患者用抗毒素血清时为什么需要做皮肤试验？

二、皮肤速发型超敏反应

某些药物如青霉素、链霉素、细胞色素 C 等在临床使用过程中，或者某些易感体质接触花粉等其他变应原可引起超敏反应，出现皮疹、荨麻疹、皮炎、发热、血管神经性水肿、哮喘、过敏性休克等，其中以过敏性休克最为严重，甚至可导致死亡。为预防超敏反应的发生，对于易发生过敏反应的药物在使用前或确定某种变应原时，常需要做皮肤敏感试验。皮肤敏感试验可分为皮内试验、挑刺试验和斑贴试验等方法。

【实验目的】

掌握皮肤速发型超敏反应的原理和意义；熟悉速发型超敏反应基本操作方法。

【实验原理】

变应原进入机体刺激 B 细胞产生 IgE 类抗体，在外周组织中通过高亲和力的 IgE 受体与肥大细胞和嗜碱粒细胞结合。当相同变应原再次进入机体后，与已经致敏的肥大细胞或嗜碱性粒细胞表面 IgE 抗体特异性结合，IgE 分子发生交联，触发致敏靶细胞释放多种介质，导致局部毛细血管内血浆的渗出，出现水肿，形成荨麻疹、红斑等局部皮肤过敏性反应。

【实验器材】

（1）蒿属花粉 1：1000 稀释皮试液、无菌生理盐水、无菌磷酸组胺。

（2）无菌注射器、碘酒、乙醇等。

【实验方法】

（1）用 75%乙醇消毒前臂屈侧处皮肤。

（2）在左侧前臂皮内注射蒿属花粉 1：1000 稀释皮试液 0.02ml，同时在间隔 4cm 以上处注射无菌磷酸组胺（0.01mg/ml）0.02ml 做阳性对照。在右侧前臂屈侧处注射 0.02ml 生理盐水作为阴性对照，三者均在皮内形成皮丘。

（3）皮内注射 15～20min 后观察结果。

【实验结果】

根据局部皮肤的红肿反应，确定对某种变应原的敏感性。

阴性：皮丘无改变或小于对照，周围无红肿、无红晕。

阳性：皮丘隆起增大，局部出现红肿，周围有红晕或伴有小水泡。

【注意事项】

（1）严格消毒，避免感染。

（2）注入抗原浓度不宜过低，抗原量不宜过少。

（3）变应原注射时不宜过深进入皮下，应行皮内注射。

【思考题】

1. 临床上使用青霉素、链霉素等药物为什么要做皮试？

2. 皮肤速发型超敏反应的原理是什么？结果如何判断？

三、血清 IgE 测定

IgE 是介导 I 型超敏反应的抗体。过敏性鼻炎、外源性哮喘、变应性皮炎、荨麻疹等 I 型超敏反应性疾病，IgE 水平升高。因此检测血清总 IgE 和特异性 IgE 对 I 型超敏反应的诊断和过敏原的确定很有价值。

（一）血清总 IgE 测定

【实验目的】

掌握血清中总 IgE 的检测原理及意义；熟悉其操作方法。

【实验原理】

用羊抗人 IgE 包被固相载体，加入待检血清，再加入酶标记的羊抗人 IgE 抗体，最后加入底物显色，根据待检样品的吸光度值计算样品中 IgE 的含量。

血清总 IgE 是体内各种特异性 IgE 的总和，正常情况下血清 IgE 仅在 ng/ml 水平，用常规测定 IgG 或 IgM 的凝胶扩散法检测不出，必须用高度敏感的实验方法才能检测到。用于检测 IgE 的方法有放射免疫测定法、酶联免疫测定法、间接血凝试验等。本实验采用双抗体夹心 ELISA 法检测血清总 IgE。

【实验器材】

（1）待检血清、羊抗人 IgE 抗体、HRP 标记的羊抗人 IgE 抗体、IgE 标准品。

（2）底物 A（邻苯二胺）、底物 B（过氧化氢）。

（3）5%BSA（牛血清白蛋白）、2mol/L 硫酸反应终止液、洗涤液。

（4）温箱、酶标仪。

【实验方法】

1. 包被　将羊抗人 IgE 抗体用碳酸盐缓冲液稀释成 10μg/ml，包被聚苯乙烯酶标板，每孔 100 μl，4℃过夜。次日，弃孔内液体，并用洗涤液洗涤 3 次，每次 3～5min。

2. 封闭　5% BSA 室温封闭 1h。

3. 加样　在 1 排酶标孔中依次加入倍比稀释的 IgE 标准品 100 µl，浓度分别为 200U/ml、100U/ml、50U/ml、25U/ml、12.5U/ml、6.25U/ml、3.125U/ml、1.56U/ml。在另一排中加入 1：10、1：100 稀释的待检血清 100 µl，同时设阴性、阳性、空白对照。将上述加样的酶标板置于湿盒内，37℃孵育 2h 后，洗涤液洗涤酶标板。

4. 加酶标抗体　每孔加入 HRP 标记的羊抗人 IgE 抗体 100 µl，37℃孵育 2h 后，洗涤液洗涤酶标板。

5. 加底物　每孔加入底物 A、底物 B 各 50µl，37℃孵育 30min。

6. 终止反应　每孔加入 2mol/L 硫酸终止液 50µl。

7. 读值　将酶标板置于酶标仪，测定 492nm 波长时各孔的吸光度值（A 值）。

【实验结果】

以 IgE 标准品的含量为横坐标，以各孔的 A 值为纵坐标，绘制标准曲线。根据标准曲线查出样品中 IgE 的含量，再乘以稀释倍数，即为待检样品中 IgE 的含量。IgE 标准品国际单位常用 U 表示，1U=2.4ng。

【注意事项】

（1）实验过程中检测样品时均设双孔测定，最后取其平均值。

（2）IgE 标准品的倍比稀释要准确。

（3）在 ELISA 操作中，洗涤是关键，因此酶标板的洗涤一定要充分、彻底，避免出现假阳性。

【思考题】

1. 为什么血清总 IgE 的测定不能用常规测定 IgG 或 IgM 的凝胶扩散法测定？

2. 血清总 IgE 升高是否说明患者针对某种物质发生了 I 型超敏反应？

（二）特异性 IgE 测定

【实验目的】

掌握血清中特异性 IgE 的检测原理及意义；熟悉其操作方法。

【实验原理】

过敏患者的血清中存在着具有变应原特异性的 IgE 称为特异性 IgE，该抗体只能与该变应原特异性结合。因此需要用纯化的变应原代替抗 IgE 进行检测。特异性 IgE 在血清中的含量极低，常用的方法有放射免疫测定法和免疫酶测定法等。本实验采用间接 ELISA 法检测血清特异性 IgE。将纯化的变应原与固相载体结合，加入待检血清及参考对照，再与酶标记的抗 IgE 抗体反应，加入底物显色，通过标准曲线求出待检血清中特异性 IgE 的含量。

【实验器材】

（1）待检血清、篙属花粉（变应原）、HRP 标记的羊抗人 IgE 抗体、5% 的 BSA（牛血清白蛋白）。

（2）底物 A（邻苯二胺）、底物 B（过氧化氢）。

（3）2mol/L 硫酸反应终止液、洗涤液。

（4）温箱、酶标仪。

【实验方法】

1. 包被　将蒿属花粉用碳酸盐缓冲液稀释成 10μg/ml，包被聚苯乙烯酶标板，每孔 100μl，37℃过夜。次日，弃孔内液体，并用洗涤液洗涤 3 次，每次 3～5min。

2. 封闭　5%的 BSA 室温封闭 1h。

3. 加样　依次加入 1∶5、1∶10 稀释的待检血清 100 μl，各设 2 个复孔。同时设阴性、阳性、空白对照。将上述加样的酶标板置于湿盒内，37℃孵育 2h 后，洗涤液洗涤酶标板。

4. 加酶标抗体　每孔加入 HRP 标记的羊抗人 IgE 抗体 100 μl，37℃孵育 2h 后，洗涤液洗涤酶标板。

5. 加底物　每孔加入底物 A、底物 B 各 50 μl，37℃孵育 30min。

6. 终止反应　每孔加入 2mol/L 硫酸终止液 50 μl。

7. 读值　将酶标板置于酶标仪，测定 492nm 波长时各孔的吸光度值（A 值）。

【实验结果】

以正常对照组的 A 值+2 个标准差为参照，高于或等于该值的 1.5 倍以上定为阳性。

【注意事项】

（1）试验过程中应设阴性、阳性、空白对照组。检测样品时均设双孔测定。

（2）为防止样品蒸发，试验时将反应板放于铺有湿布的密闭盒内，或加上盖或覆膜。

【思考题】

1. 血清中特异性 IgE 测定结果为阳性说明什么问题？

2. 血清中特异性 IgE 的测定方法有哪些？

实验二十四　Ⅱ型超敏反应检测

Ⅱ型超敏反应又称溶细胞型或细胞毒型超敏反应，是由 IgG 或 IgM 类抗体与靶细胞表面相应抗原结合后，在补体、吞噬细胞和 NK 细胞参与下，引起的以细胞溶解或组织损伤为主的病理性免疫反应，发作较快。

母子 Rh 血型不符引起的新生儿溶血症属于Ⅱ型超敏反应，是由于产生了免疫性 Rh 抗体，该抗体为不完全抗体；某些引起自身免疫性溶血症和特发性自身免疫性贫血的抗体也是不完全抗体，该抗体与红细胞上相应抗原结合后不会出现凝集现象。

抗球蛋白试验由 Coomb's 于 1945 年建立，故又称为 Coomb's 试验，是检测抗红细胞不完全抗体的一种常用的方法。根据抗红细胞不完全抗体是否结合在红细胞表面，又可分为直接 Coomb's 试验和间接 Coomb's 试验两类：直接 Coomb's 试验用于检测患者红细胞表面的不完全抗体；间接 Coomb's 试验用于检测游离在血清中的不完全抗体。

一、直接 Coomb's 试验

【实验目的】

熟悉直接 Coomb's 试验的原理及应用，了解其操作方法。

【实验原理】

机体受某些抗原刺激后，可产生不完全抗体，由于这种抗体多半是 7S 的 IgG 类抗体，体积较小、长度短，只能与颗粒抗原一方相结合（又称单价抗体），因而不能出现肉眼可见的凝集反应。将含有不完全抗体的血清球蛋白免疫异种动物，获得抗不完全抗体的球蛋白抗体（第二抗体），此种抗体可以起到桥梁作用，连接已结合有不完全抗体的红细胞表面抗原，从而产生肉眼可见的红细胞凝集反应。试验时将含抗人球蛋白血清试剂直接加到细胞表面已结合不完全抗体的红细胞悬液中，即可见红细胞凝集（图 2-8-1，见文后彩图10）。可用玻片法定性测定，也可用试管法做半定量分析，常用于新生儿溶血症、自身免疫性溶血症、特发性自身免疫性贫血及医源性溶血性疾病等的检测。还可采用专一特异性的抗球蛋白的血清如抗 IgG 血清、抗 IgA 或抗 IgM 及抗补体血清等，分析结合于红细胞上的不完全抗体的免疫球蛋白种类。

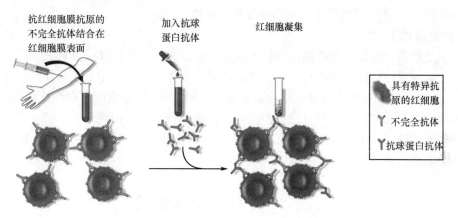

图 2-8-1　直接 Coomb's 试验原理图

【实验器材】

（1）受检红细胞悬液：取患者抗凝血离心分离红细胞用生理盐水洗涤 3 次后按比容配成 5% 红细胞悬液。

（2）正常对照 "O" 型红细胞悬液：取正常人 "O" 型抗凝血离心分离红细胞用生理盐水洗涤 3 次后按压积配成 5% 红细胞悬液。

（3）抗人球蛋白血清（广谱）、抗 Rh（D）血清（广谱与单价）、正常 AB 型血清及生理盐水。

（4）水浴箱、空白试管、低速水平离心机。

【实验方法】

（1）取干净空白试管 3 支，分别标记为受检红细胞管、阳性对照红细胞管及阴性对照红细胞管。

1）受检红细胞管：加受检红细胞悬液 2 滴。

2）阳性对照红细胞管：加对照红细胞悬液 2 滴及 4 滴抗 Rh 血清混匀。

3）阴性对照红细胞管：加对照红细胞悬液 2 滴及 4 滴正常 AB 型血清混匀。

37℃水浴 1h，生理盐水洗涤 2 次后离心按比容重新配成 5% 细胞悬液备用。

（2）取干净空白试管 4 支，分别标记为受检管、阳性对照管、阴性对照管及生理盐水对照管。

1）受检管：加经第 1 步处理后的受检红细胞管中红细胞悬液 2 滴及抗人球蛋白血清 2 滴轻轻混匀。

2）阳性对照管：加经第 1 步处理后的阳性对照红细胞管中红细胞悬液 2 滴及抗人球

蛋白血清 2 滴轻轻混匀。

3）阴性对照管：加经第 1 步处理后的阴性对照红细胞管中红细胞悬液 2 滴及抗人球蛋白血清 2 滴轻轻混匀。

4）生理盐水对照管：加经第 1 步处理后的受检红细胞管中红细胞悬液 2 滴及生理盐水 2 滴轻轻混匀。

置室温 30min 或 1000r/min 离心 1min 轻轻混合后，观察结果。

【实验结果】

阳性对照管出现红细胞凝集，阴性对照管和生理盐水对照管均不凝集，受检管出现凝集则为直接 Coomb's 试验阳性，不出现凝集为阴性。

【注意事项】

（1）受检者红细胞必须要用生理盐水洗涤充分，以免残留血浆成分影响结果。

（2）标本采取后应立即进行试验，否则不完全抗体易从红细胞上脱落导致阴性结果。

（3）待测血样红细胞若含有天然冷凝集素，未及时分离红细胞而保存在较低温度（4℃）时，补体成分可能被冷反应自身抗体激活与红细胞结合造成假阳性。

（4）如需确定体内致敏红细胞上球蛋白类型，可分别用各型球蛋白的单价特异性抗人球蛋白血清进行检测。

二、间接 Coomb's 试验

【实验目的】

熟悉间接 Coomb's 试验的原理、方法及应用。

【实验原理】

用以检测血清中游离的不完全抗体。将受检血清首先和具有待测不完全抗体相应抗原的红细胞相结合，再加入抗不完全抗体的球蛋白抗体就可出现肉眼可见的红细胞凝集现象（图 2-8-2，见文后彩图 11）。此试验多用于检测母体 Rh（D）抗体，以便及早发现和避免新生儿溶血症的发生。亦可对红细胞不相容的输血所产生的血型抗体进行检测。

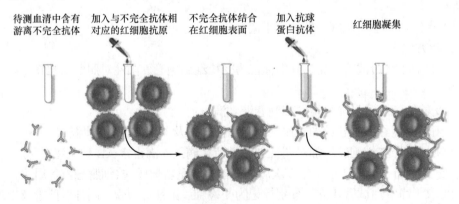

待测血清中含有　　加入与不完全抗体相　　不完全抗体结合　　加入抗球　　红细胞凝集
游离不完全抗体　　对应的红细胞抗原　　在红细胞表面　　蛋白抗体

图 2-8-2　间接 Coomb's 试验原理图

【实验器材】

（1）受检红细胞悬液：取患者抗凝血离心分离红细胞，用生理盐水洗涤 3 次后按比容配成 5%红细胞悬液。

（2）正常对照"O"型红细胞悬液：取正常人"O"型抗凝血离心分离红细胞用生理盐水洗涤 3 次后按压积配成 5%红细胞悬液。

（3）受检者血清、抗人球蛋白血清（广谱）、抗 Rh（D）血清（广谱与单价）、正常 AB 型血清及生理盐水。

（4）水浴箱、空白试管、低速水平离心机等。

【实验方法】

（1）取干净空白试管 4 支，分别标记为受检管 A、阳性对照管 A、阴性对照管 A 及生理盐水对照管 A。

1）受检管 A：加受检者血清 2 滴及受检红细胞悬液 1 滴混匀。

2）阳性对照管 A：加抗 Rh 血清 2 滴及对照红细胞悬液 1 滴混匀。

3）阴性对照红细胞管 A：加正常 AB 型血清 2 滴及对照红细胞悬液 1 滴混匀。

4）生理盐水对照管 A：加生理盐水 2 滴及受检红细胞悬液 1 滴混匀。

37℃水浴 1h，生理盐水洗涤 2 次后离心按比容重新配成 5%细胞悬液备用。

（2）另取干净空白试管 4 支，分别标记为受检管 B、阳性对照管 B、阴性对照管 B 及生理盐水对照管 B。

1）受检管 B：加经第 1 步处理后的受检管 A 中红细胞悬液 1 滴及抗人球蛋白血清 2 滴轻轻混匀。

2）阳性对照管 B：加经第 1 步处理后的阳性对照管 A 中红细胞悬液 1 滴及抗人球蛋白血清 2 滴轻轻混匀。

3）阴性对照管 B：加经第 1 步处理后的阴性对照管 A 中红细胞悬液 1 滴及抗人球蛋白血清 2 滴轻轻混匀。

4）生理盐水对照管 B：加经第 1 步处理后的盐水对照管 A 中红细胞悬液 2 滴及生理盐水 1 滴轻轻混匀。

置室温 30min 或 1000r/min 离心 1min 轻轻混合后，观察结果。

【实验结果】

阳性对照管 B 出现红细胞凝集，阴性对照管 B 和生理盐水对照管 B 均不凝集，受检管 B 出现凝集则为间接 Coomb's 试验阳性，不出现凝集为阴性。

【注意事项】

抗人球蛋白血清应按要求选择合适稀释度，否则可产生前带或后带反应。

【思考题】

1. 不完全抗体有何特点？临床上检测不完全抗体的意义是什么？

2. 直接 Coomb's 试验和间接 Coomb's 试验有何异同点？各应用于什么情况？

实验二十五　Ⅲ型超敏反应检测

Ⅲ型超敏反应又称免疫复合物型或血管炎型超敏反应，是由抗原抗体结合形成中等大小的可溶性免疫复合物（immune complex，IC）沉积于局部或全身多处毛细血管基膜后，激活补体，并在中性粒细胞、血小板和嗜碱粒细胞等效应细胞参与下，引起的以充血水肿、局部坏死和中性粒细胞浸润为主要特征的炎症反应和组织损伤。

　　中等大小的可溶性免疫复合物在体内的沉积是Ⅲ型超敏反应的始动因素和关键环节，检测体内的可溶性免疫复合物，对免疫复合物病的诊断、发病机制研究、病情活动性观察、疗效和预后判断均有重要意义。以聚乙二醇（PEG）沉淀法为例，介绍循环免疫复合物（circulating immune complex，CIC）的检测（表2-8-1）。

表 2-8-1　循环免疫复合物的常用检测方法

类别	原理	方法	敏感性（mg/L）	备注
物理法	分子大小	1.超速离心	—	适于研究
		2.分子超滤	—	适于研究
		3.凝胶过滤	30	适于研究
	溶解度	1.PEG 沉淀	20	简单，粗定量
		2.PEG 比浊	20	易推广
补体法	固定补体，	抗补体试验	0.1	常用，特异性差
	结合 C1q	1.C1q 固相法	0.1	C1q 不易精制
		2.C1q 液相法	10	不易普及
		3.C1q 偏离试验	1～5	不易普及
	胶固素	胶固素结合试验	1	敏感，稳定
抗球蛋白法	结合 RF	1.凝胶扩散试验	100	定性，不敏感
		2.固相抑制试验	1～20	不易普及
	结合 Ig	抗抗体法	2～3	不易普及
细胞法	Fc 受体	血小板凝集试验	1～4	需新鲜制备
	补体受体	1.Raji 细胞法	6	需维持细胞株
		2.花环抑制试验	10	影响因素多

循环免疫复合物的测定（PEG 比浊法）

【实验目的】

掌握 PEG 沉淀法检测 CIC 的原理，了解其测定方法及实际应用中的优缺点。

【实验原理】

PEG 是一种无电荷的线性分子结构多糖，为乙二醇的聚合物，有较强脱水作用。血清中加入 3%～4% 浓度的 PEG，可相对选择性地沉淀 CIC。PEG 还可抑制 CIC 解离，促进 CIC 进一步聚合成更大的凝聚物，使溶液浊度增加或使大分子的 IC 沉淀。用分光光度计测定浊度，可反映 CIC 含量。

【实验器材】

（1）0.1mol/L pH8.4 硼酸缓冲液：四硼酸钠（$Na_2B_4O_7 \cdot 10H_2O$）4.29g，硼酸（H_3BO_3）3.4g，溶后加蒸馏水 1000ml，用 G3 或 G4 玻璃器过滤。

（2）4.1%PEG 溶液：称取 PEG（分子量 6000）4.1g，氟化钠（NaF）1.0g，溶解于 100ml 硼酸缓冲液中。

（3）微量加样器、试管、吸管、橡皮头；分光光度计、普通冰箱。

（4）待测血清：不同 CIC 含量血清可由临床筛选获得，不宜冻融。

【实验方法】

（1）将待测血清做 1：3 稀释（0.2ml 血清+0.4ml 硼酸缓冲液）。

（2）按表 2-8-2 加样，此时 PEG 最终浓度为 3.73%。

表 2-8-2　PEG 比浊法测定 CIC 操作方法（单位：ml）

加入物	测定管	对照管
1：3 稀释血清	0.2	0.2
4.1% PEG	2.0	—
pH8.4 硼酸缓冲液	—	2.0

（3）按上表加样后混匀，置 4℃冰箱 1h 后取出，室温放置 10～15 min。

（4）用 0.5cm×1cm 吸收池在分光光度计上测两管 $A_{495 \, nm}$ 值，以硼酸缓冲液调零。

【实验结果】

待测血清浊度值=（测定管 A 值－对照管 A 值）×100

注：通常以大于正常人浊度值均值加 2 个标准差为 CIC 阳性。

【注意事项】

（1）4% PEG 能沉淀较小的 CIC，2% PEG 只能沉淀较大的 CIC，但浓度大于 5%，PEG 选择性沉淀 CIC 的特性即消失，导致假阳性出现。

（2）4℃时 CIC 沉淀最佳，室温每升高 1℃，A 值下降 0.02，故应注意室温对结果的影响。

（3）低密度脂蛋白可引起浊度增加，故应空腹采血。

（4）高 γ 球蛋白血症及血清标本反复冻融均易造成假阳性。

（5）CIC 定量可采用热聚合 IgG（heat agglutination human IgG，HAHG）为标准品制作标准曲线，但 HAHG 对免疫复合物的代表性有限，实验结果会有偏差。

检测方法评价：PEG 沉淀法快速简便，易于普及，敏感度可达 20mg/L HAHG；但易受多种大分子蛋白和温度的干扰，重复性和特异性不高，宜作 CIC 的筛查。CIC 的检测方法种类繁多，其原理、敏感性和特异性各不相同；目前尚无一种同时具备敏感性高、特异性强、重复性好、操作简便的检测 CIC 的方法，建议临床上检测 CIC 时，最好采取 2～3 种方法同时进行测定，综合判断，可能更具参考价值。

实验二十六　Ⅳ型超敏反应检测

Ⅳ型超敏反应又称迟发型超敏反应（delayed type hypersensitivity，DTH），是 T 细胞介导的免疫应答，与抗体和补体无关。效应 T 细胞与特异性抗原结合后，引起单个核细胞浸润和组织损伤为主要特征的炎症反应。DTH 发生较慢，通常在接触抗原后 24～72h 出现炎症反应。结核菌素皮验的原理属于Ⅳ型超敏反应。

结核菌素试验

【实验目的】

掌握结核菌素试验的原理、判断方法及临床意义；了解Ⅳ型超敏反应发生机制。

【实验原理】

结核菌素试验是最常用的迟发型超敏反应皮肤试验，是体内测定机体细胞免疫功能状态的方法之一。结核菌素是结核杆菌的菌体成分，注入机体后，如受试者曾经受过结核杆菌的感染，则结核菌素与致敏淋巴细胞特异性结合，释放淋巴因子，在注射局部形成迟发型超敏反应性炎症，出现红肿、硬结；如受试者未受过结核杆菌的感染或未接种过卡介苗（BCG），则无超敏反应发生。故结核菌素试验可用来测定机体是否有过结核杆菌的感染或判定 BCG 的接种效果，亦可用于检测机体的细胞免疫功能状态。

【实验器材】

（1）豚鼠（约 250g）。

（2）BCG、旧结核菌素（old tuberculin，OT）、注射器、碘酒、乙醇、针头等。

（3）纯蛋白衍生物（purified protein derivative，PPD）有 PPDC 和 BCGPPD 两种，前者由人结核分枝杆菌提取，后者由 BCG 制成，每 0.1ml 含 5 单位。

【实验方法】

（1）豚鼠：皮下接种 BCG 1～2 次，1 个月后取同一豚鼠，剃去腹部一部分毛，用碘酒、乙醇消毒后，于皮内注射 0.1ml 1：1000 稀释的结核菌素。

（2）人类：取 PPDC 和 BCGPPD 各 5 单位，分别注入两前臂皮内（目前仍有沿用单侧注射 PPD 的方法）。

（3）注射后 48～72h 观察结果。

【实验结果】

（1）豚鼠：注射部位有红肿、硬结，其直径超过 10mm 时，即为阳性反应；无任何变化或红肿硬结小于 5mm，则为阴性反应。

（2）人类：红肿、硬结≤5mm 者，为阴性反应；>5mm 者为阳性；≥15mm 者为强阳性。两侧红肿中，若 PPDC 侧大于 BCGPPD 侧时为感染，反之则可能为接种 BCG 所致。

【注意事项】

（1）本试验不宜用于结核活动期患者，特别是结核活动期婴幼儿。

（2）常规试验阴性者，可分别再用 1：1000、1：100 旧结核菌素作皮试，若仍为阴性者方可判断为阴性反应。

（3）结核菌素试剂有两种，一种为 OT，主要成分是结核蛋白；另一种为 PPD，是 OT 经三氯乙酸沉淀后的纯化物。人类的结核菌素试验目前多采用 PPD 法。

【思考题】

1. 结核菌素试验的临床应用有哪些方面？结核菌素试验强阳性有何临床意义？

2. 为什么结核菌素试验可用于检测机体的细胞免疫功能状态？

（胡四海　刘安元　粟盛梅）

第三篇 综合性实验

第九章 免疫标记技术

免疫标记技术（immunolabeling techniques）是将抗原抗体反应与标记技术相结合，通过标记物的示踪，间接检测抗原或抗体的一类试验方法。借助各种仪器观察结果或进行自动化测定，可在细胞、亚细胞、超微结构及分子水平上，对抗原或抗体进行定性和定位研究；或应用各种液相和固相免疫分析方法，对液体中的抗原、半抗原或抗体进行定性和定量测定。由于标记物的放大效应，免疫标记技术在敏感性、特异性、精确性及应用范围等方面大大优于传统的免疫血清学方法。根据标记物和检测方法的不同，目前常用的免疫标记技术包括酶免疫技术、免疫荧光技术、放射免疫技术、金免疫技术、化学发光免疫技术等，在此基础上发展了生物素-亲和素标记技术。

实验二十七 免疫酶测定法

免疫酶测定法是以酶作为标记物的免疫测定方法。在不改变抗原-抗体特异性结合和酶的催化效能的前提下，通过酶催化相应的底物，使之显现颜色，根据颜色的有无和深浅，对相应抗原或抗体进行定性、定量或定位检测。根据抗原抗体反应后是否需要分离结合的与游离的酶标记物，酶免疫技术包括酶免疫组织化学技术（immunohistochemichal techniche，IHCT）和免疫酶测定法（enzyme immunoassay，EIA），EIA 又分为均相和非均相 EIA，医学检验中常用非均相 EIA。本章介绍非均相 EIA 中最常用的酶联免疫吸附试验（enzyme linked immunosorbent assay，ELISA）。

ELISA 是一种固相酶免疫测定方法，可检测体液中微量的特异性抗原或抗体。常用的酶有辣根过氧化物酶（HRP）和碱性磷酸酶（AP）等，酶催化的底物常为四甲基联苯胺（TMB）和邻苯二胺（OPD）等。由于 ELISA 具有敏感度高、特异性强、操作简单、易观察结果、便于大规模检测等特点，因而成为免疫标记技术中最常用的方法之一，目前广泛应用于医学和生物学的诸多领域。ELISA 主要有间接法、双抗体夹心法、双抗原夹心法、竞争抑制法、中和法等类型，既可以检测可溶性抗原，也可以检测抗体。下面以 ELISA 法检测乙肝"两对半"为例介绍酶免疫技术。

【实验目的】
掌握 ELISA 的常见类型和原理，熟悉操作方法。

【实验原理】
ELISA 的基本原理是将是将已知的抗原或抗体吸附在固相载体表面，使抗原抗体反应在固相载体表面进行，再通过酶标记的抗原或抗体中的酶作用于特异性底物使其显色，根据颜色的有无和颜色深浅对待测抗原或抗体进行定性或定量。乙肝"两对半"检测的各项指标的原理可以有多种（表3-9-1）。

表 3-9-1　ELISA 检测乙肝"两对半"方法类型和原理

待测物	HBsAg	抗 HBs	HBeAg	抗 HBe	抗 HBc
方法类型	双抗体夹心法	双抗原夹心法	双抗体夹心法	中和抑制法	竞争法
包被物	抗 HBs	HBsAg	抗 HBe	抗 HBe	HBcAg
中和物	—	—	—	HBeAg	
酶结合物	抗 HBs-HRP	HBsAg-HRP	抗 HBe-HRP	抗 HBe-HRP	抗 HBc-HRP
原理示意图（虚线为待测物、实线为已知物）					

【实验器材】

（1）乙肝"两对半"ELISA 检测试剂盒（上海荣盛生物技术有限公司生产）组成：抗原或抗体包被反应板、抗原或抗体酶（HRP）结合物、阳性对照液、阴性对照液、中和试剂（测抗 HBe）、浓缩洗涤液、显色剂 A（TMB）、显色剂 B（H_2O_2）、终止液（H_2SO_4）。

（2）待测血清。

（3）微量加样器、Tip、恒温水浴箱或培养箱、酶标检测仪等。

【实验方法】

1. 实验准备　从4℃冰箱中取出试剂盒，室温下平衡30min，同时将浓缩洗涤液做1∶20稀释。

2. 加待测标本　加入待测血清每孔0.05ml，并设阳性对照和阴性对照各2孔，空白对照1孔。

3. 加中和试剂（仅用于抗 HBe 测定）　每孔0.05ml，空白对照孔不加。

4. 加酶结合物　每孔0.05ml，空白对照孔不加，充分混匀，置37℃恒温水浴箱或培养箱孵育30min。

5. 手工洗板　弃去反应板条孔内液体，拍干；用洗涤液注满每孔，静置5～10s，弃去孔内洗涤液，拍干，如此反复5次，拍干。

6. 加显色剂　先加显色剂 A，每孔0.05ml；再加显色剂 B，每孔0.05ml；充分混匀，放置37℃避光孵育15min。

7. 终止反应　每孔加入终止液0.05ml，混匀。

8. A 值测定　用酶标仪读数，可选择单波长450 nm（以空白孔校零）或双波长450/630nm，读取各孔 A 值。

附：实验操作简易流程（以4人份目测法为例，见表3-9-2）

（1）准备血清标本：抽取静脉血3ml/人，4人，分离血清。

（2）加样：从检测试剂盒中每个项目取已包被抗原/抗体的聚苯乙烯塑料条6孔（待测标本4孔，阳性及阴性对照各1孔）。

表 3-9-2　实验操作简易流程

	HBsAg	抗 HBs	HBeAg	抗 HBe	抗 HBc
待测血清	50μl	50μl	50μl	50μl	50μl
阴性对照	1 滴	1 滴	1 滴	1 滴	1 滴
阳性对照	1 滴	1 滴	1 滴	1 滴	1 滴
中和试剂				1 滴	
相应酶结合物	1 滴	1 滴	1 滴	1 滴	1 滴

充分混匀，置 37℃孵育 30min

（3）手工洗板：每孔注满洗涤液，静置 30s，甩去孔中液体，拍干，反复 5 次。

（4）加显色剂：每孔加显色剂 A 和显色剂 B 各 1 滴，混匀，置 37℃避光孵育 10min。

（5）观察并分析结果（表 3-9-3）。

表 3-9-3　HBV 抗原、抗体检测结果的临床分析

HBsAg	抗 HBs	HBeAg	抗 HBe	抗 HBc-IgG	抗 HBc-IgM	结果分析
+	−	−	−	−	−	HBV 感染者或无症状携带者
+	−	+	−	−	+	急性或慢性乙型肝炎（传染性强，俗称"大三阳"）
+	−	+	−	+	−	急性感染趋向恢复（俗称"小三阳"）
+	−	+	−	+	+	急性或慢性乙型肝炎或无症状携带者
−	+	−	+	+	−	既往感染
−	−	−	−	+	−	既往感染
−	+	−	−	−	−	既往感染或接种疫苗获得免疫力
−	−	−	−	−	−	未感染 HBV，对 HBV 无免疫力

【实验结果】

1. 目测法　与阳性和阴性对照比较，观察颜色深浅做出判断。

2. Cutoff 值计算　COV=阴性对照平均 A 值×0.3。标本 A 值≥COV 为阳性，标本 A 值<COV 为阴性（注：阴性对照 A 值低于 0.05 作 0.05 计算，高于 0.05 按实际 A 值计算）。

附：结果分析

用 ELISA 法检测患者血清中 HBV 抗原和抗体，是目前临床上诊断乙型肝炎最常用的检测方法。主要检测 HBsAg、抗 HBs、HBeAg、抗 HBe 及抗 HBc，这 5 个指标俗称"两对半"。

（1）HBsAg：乙型肝炎表面抗原，机体感染 HBV 后最先出现的血清学指标。HBsAg 阳性见于急性乙型肝炎、慢性乙型肝炎或无症状携带者，是 HBV 感染的指标之一，也是筛选献血员的必检指标。急性乙型肝炎恢复后，一般在 1～4 个月内 HBsAg 消失；若持续 6 个月以上则认为已向慢性乙型肝炎转化。

（2）抗 HBs：乙型肝炎表面抗体，是 HBV 的特异性中和抗体，见于乙型肝炎恢复期、既往 HBV 感染者或接种 HBV 疫苗后；抗 HBs 的出现表示机体对乙型肝炎获得了免疫力，抗 HBs 是唯一对乙型肝炎具有保护作用的抗体。

（3）HBeAg：乙型肝炎 e 抗原。HBeAg 与 HBV DNA 多聚酶的消长基本一致，因此

HBeAg 阳性提示 HBV 在体内复制活跃，有较强传染性；若转为阴性，表示 HBV 复制减弱或停止；若持续阳性，则提示有发展成慢性乙型肝炎的可能。

（4）抗 HBe：乙型肝炎 e 抗体。抗 HBe 阳性表示机体对乙型肝炎已获得一定免疫力，HBV 复制能力减弱，传染性降低。

（5）抗 HBc：乙型肝炎核心抗体。抗 HBc 产生早，滴度高，持续时间长，几乎所有急性期病例均可检出。抗 HBc IgM 阳性表示 HBV 处于复制状态，具有强传染性。抗 HBc IgG 在血中持续时间较长，是感染过 HBV 的标志，检出低滴度的抗 HBc IgG 提示既往感染，滴度高提示急性感染。

HBcAg（乙型肝炎核心抗原）阳性表示 HBV 病毒颗粒存在，具有传染性。但由于其存在于肝细胞内，不易在血清中检出，故不用于常规检测，乙肝"两对半"中不包括该项目。

【注意事项】

（1）从冷藏环境中取出的试剂盒及洗涤液应置室温平衡 30min 再进行测试，余者应及时封存，置冰箱内储藏备用。

（2）使用准确的微量加样器，将液体加在孔底，避免加于孔壁上方，防止气泡产生。

（3）试剂使用前应充分摇匀垂直滴加，注意均匀用力。

（4）每次试验设阳性血清、阴性血清及空白对照。

（5）洗板时洗涤液要注满微量孔，最后一次拍板要尽量拍干；所用的吸水纸勿反复使用。

（6）结果判断须在 10min 内完成；注意抗 HBe 和抗 HBc 结果判断与其他三项结果判断相反。

（7）不同批号试剂勿通用。

（8）实验中使用了血液标本，应注意自我防护。

【思考题】

1. ELISA 的原理是什么？有哪些基本类型？有何优点？

2. ELISA 操作中洗涤的目的是什么？洗涤不彻底有什么影响？

实验二十八 免疫荧光技术

免疫荧光技术（immunofluorescence technique）是最早发展的免疫标记技术，是在免疫学、生物化学和显微镜技术的基础上建立起来的一项技术。免疫荧光技术包括荧光抗体技术（用荧光抗体示踪或检查相应抗原）和荧光抗原技术（用已知的荧光抗原标记物示踪或检查相应抗体），以前者常用。最常用的荧光素有异硫氰酸荧光素（FITC）、四乙基罗丹明（RB200）和四甲基异硫氰基罗丹明（TRITC）等。在激发光作用下，荧光素发出荧光，在荧光显微镜下可以直接观察呈现特异荧光的抗原抗体复合物及其存在部位而进行定性和定位；也可与标准品对照得到分析物的浓度而进行定量。荧光抗体技术有直接法和间接法两种基本类型。

直接法是用已知荧光素标记抗体测抗原。其优点为：①干扰因素少，结果易于判断；②特异性强，与其他抗原交叉染色较少；③操作步骤少，简便、省时。其缺点有：①敏感性较低；②每检测一种抗原需制备相应的特异性荧光标记抗体；③只能测抗原。

间接法是最常用的荧光抗体技术，是先将待测（或已知）抗体与含已知（或待测）抗原的标本作用，洗去未结合抗体，再加入荧光素标记的二抗，以检测抗体或抗原。其优点为：①敏感性较直接法高；②制备一种荧光素标记的抗Ig（二抗）即可检测同一物种的针对不同抗原的某一类Ig（如IgG）；③既可测抗体，也可测抗原。其缺点为：①有时易出现非特异性荧光；②操作较繁琐，费时。

一、直接免疫荧光法检测B细胞的mIg

【实验目的】

掌握直接免疫荧光法的原理，了解利用该法检测B细胞mIg的操作步骤。

【实验原理】

B细胞表面的mIg（BCR）为B细胞的特异性标志，当与荧光标记的相应抗Ig抗体特异性结合、在荧光显微镜下观察时，细胞膜可呈现荧光，即为mIg阳性细胞（B细胞）。同时用普通光源照明，计数该视野的淋巴细胞总数，根据发荧光与不发荧光细胞的计数，可计算出mIg阳性细胞或带各类mIg细胞的百分数。由于B细胞在分化过程中的每个阶段均具有Ig的标志，故该法可检出全部B细胞。每一个B细胞表面可表达不同类mIg（人外周血B细胞表达mIgM为主），如分别用单价荧光抗mIg血清染色，则可鉴别表达不同类mIg的淋巴细胞。

【实验器材】

（1）试剂：异硫氰酸荧光素（FITC）标记的兔或羊抗人Ig血清、受检者静脉抗凝血、RPMI-1640完全培养液、5%小牛血清、Hank's液、聚蔗糖-泛影葡胺淋巴细胞分离液（比重1.077 ± 0.001）、0.2%台盼蓝染液。

（2）器材：清洁载玻片、盖玻片、血球计数板、计数器、毛细吸管、试管、显微镜、荧光显微镜等。

【实验方法】

（1）PBMC（主要为淋巴细胞）的分离与活性测定（参见第一篇/第二章/实验三）：取静脉抗凝血4ml，加入Hank's液4ml，混匀后用毛细吸管轻轻滴加于已装有4ml淋巴细胞分离液面上（在1.5cm×15cm试管内），立即2000r/min离心20min，弃去上清液后再用Hank's液洗涤2～3次，弃上清，用RPMI-1640完全培养液悬浮细胞，计数白细胞数，并用0.2%台盼蓝染液测细胞活力，活细胞数应大于95%。用RPMI-1640完全培养液将细胞悬液配成5×10^{6}/ml。

（2）在试管中加入配制好的PBMC悬液0.1ml，再加入荧光抗体0.1ml，放置4℃作用30min。

（3）加37℃预温的含5%小牛血清Hank's液2～3ml，1500r/min离心10min。如此重复洗涤2次。

（4）取沉淀细胞滴加在载玻片上，覆以盖玻片，置荧光显微镜暗视野下观察，先用普通光源计数视野中淋巴细胞总数（每份标本计数200个淋巴细胞），然后用荧光光源计数阳性细胞，计算其百分率。

【实验结果】

免疫荧光染色细胞的形态和类型：凡细胞呈现较强黄绿色荧光，有明显的细胞轮廓，并可见环状或两个以上斑点或在细胞的一侧见有帽状结构的为 mIg 阳性细胞（B 细胞）；凡呈现微弱、均匀一致的暗淡荧光者为非 B 细胞。

$$B 细胞百分率（\%）= mIg 阳性细胞数/淋巴细胞总数×100\%$$

正常值：外周血中 SmIg 阳性细胞（B 细胞）的正常值为 12%～24%。

【注意事项】

（1）应分别在荧光光源和普通光源下对细胞加以区分。

（2）细胞悬液中混杂的多型核白细胞有时亦呈现片状或均匀的荧光染色，应注意区分。

二、间接免疫荧光法检测痢疾杆菌

【实验目的】

掌握间接免疫荧光法的原理，了解利用该法检测痢疾杆菌的操作步骤。

【实验原理】

用已知抗福氏痢疾杆菌 IgG 与待检抗原反应一定时间后，洗去未结合的抗体，再加入荧光素标记的抗 IgG 抗体（二抗）与之反应，通过观察荧光有无鉴定细菌是否为福氏痢疾杆菌。

【实验器材】

（1）灭活的福氏痢疾杆菌、灭活的伤寒杆菌（抗原对照）。

（2）一抗（兔抗福氏痢疾杆菌 IgG）、荧光标记的二抗（羊抗兔 IgG）。

（3）固定剂：4%多聚甲醛、乙醇等。

（4）洗涤液和抗体稀释液（pH7.4 PBS-Tween 20）。

【实验方法】

（1）将灭活的福氏痢疾杆菌、伤寒杆菌固定在载玻片上。

（2）加入 25μl 一抗，完全覆盖住玻片上细菌，室温孵育 60min；每个检测应包括 3 组对照：与一抗同一种属、类型的无关抗体组，以检测染色的特异性；未加一抗的对照组，以检测二抗染色的背景；如果可能，用已知阳性样品作为阳性对照组。

（3）用洗涤液洗 3 次，各 5min。加入 FITC 标记的羊抗兔 IgG（二抗）25μl，室温孵育 20min。

（4）用洗涤液洗 3 次，各 5min。

（5）在做好标记的载玻片上滴一滴固定剂（约 50μl），盖上盖玻片并在空气中干燥 30min。

（6）在荧光显微镜下观察、拍照。

【实验结果】

荧光显微镜观察，见到发出明显黄绿色荧光的杆状细菌为福氏痢疾杆菌。

【注意事项】

（1）一抗和二抗使用前均应测试其合适的稀释度。

（2）防止抗体污染出现假阳性。

（3）荧光抗体切勿反复冻融。

（4）每次试验前荧光抗体需 3000r/min 离心 30min，以除去荧光血清中的聚合蛋白。

（5）荧光易衰减，染色后的片子要及时观察。

【思考题】

1. 直接免疫荧光法、间接免疫荧光法的原理是什么？
2. 直接免疫荧光法和间接免疫荧光法各有何优缺点？

实验二十九 化学发光酶免疫测定

化学发光现象是一种常见的自然现象，物质在化学反应过程中，物质分子吸收化学能而产生光辐射。化学发光免疫测定（chemiluminescence immunoassay，CLIA）是将免疫反应和化学发光反应相结合，借以检测抗原或抗体的一种新的免疫分析技术。CLIA 将发光物质或酶标记在抗原或抗体上，免疫反应结束后，加入氧化剂或酶底物而发光，通过测量发射光强度，根据标准曲线测定待测物的浓度。CLIA 的主要优点是灵敏度高、标记物有效期长、检测范围宽，既有抗原抗体反应的高度特异性，而且还具有分离简便、可实现自动化等特点。常见的 CLIA 的化学发光剂有：①酶促反应的发光底物：包括 HRP 的底物鲁米诺（luminol）、异鲁米诺及其衍生物类等，还有 ALP 的底物金钢烷-1，2 -二氧乙烷及其衍生物；②直接化学发光剂：包括吖啶酯及吖啶酰胺类；③电化学发光剂：如三联吡啶钌$[Ru（bpy）3]^{2+}$等。

化学发光酶免疫测定（chemiluminescence enzyme immunoassay，CLEIA），是用酶标记抗原或抗体，待免疫反应结束后加入底物（即发光剂）进行检测。常用的酶有 HRP 和 ALP。本实验以检测促甲状腺激素（thyroid-stimulating hormone，TSH）为例介绍 CLEIA 技术。TSH 是一种由垂体前叶分泌的糖蛋白，分子量为 28kDa，由 α 和 β 亚基组成。它的主要生理作用是调节甲状腺激素的合成与分泌，血液中甲状腺激素水平与脑垂体分泌 TSH 的量之间有负反馈调节关系。血清 TSH 水平是临床上评估甲状腺功能的一项重要指标。

【实验目的】

掌握 CLEIA 的原理，了解 CLEIA 检测 TSH 试验的基本操作步骤。

【实验原理】

TSH 由 α 和 β 亚基组成。采用 HRP 标记的羊抗人 TSHβ 亚基 mAb 和鼠抗人 TSHα 亚基 mAb 的双抗体夹心法模式，HRP 作用于催化底物鲁米诺（化学发光剂），产生化学发光，用微板型化学发光分析仪测定各孔的发光强度，以 RLU（relative light units）表示。样品的 RLU 与其对应的 TSH 浓度呈正相关。样品中的 TSH 浓度可由标准品 TSH 浓度及其对应的 RLU 建立的标准曲线进行定量。

【实验器材】

（1）鼠抗人 TSHα 亚基 mAb 预包被板（luminescence-grade）。

（2）HRP 标记的羊抗人 TSHβ 亚基的 mAb（HRP-TSHβmAb）。

（3）TSH 标准品（0～20μIU/ml）。

（4）洗涤液（0.05% Tween20/PBS，pH7.4）。

（5）化学发光底物 A 液（鲁米诺）和 B 液（H_2O_2）。

（6）微板型化学发光分析仪（MPL1 microplate luminometer）。

【实验方法】

（1）准备：自冰箱（2～8℃）中取出试剂及鼠抗人 TSHα 亚基 mAb 预包被板。

（2）加样：样品和标准品分别加入相对应的孔，每孔 50μl。再于各孔加入 HRP-

TSHβmAb 100μl，充分混匀，室温孵育 60min。

（3）洗板：倾倒板孔中的反应液，各孔加入洗涤液 300μl，静置 20s 左右，倾倒孔中液体，将板中液体拍尽，如此洗涤 4 次。

（4）加发光底物液：使用前取等量化学发光底物 A 液和 B 液，混匀，然后每孔加入 100μl。

（5）测定发光强度：在加入发光底物液后第 5～20min 内测定各孔的 RLU。

（6）计算 TSH 的含量。

【结果】

（1）根据不同浓度 TSH 标准品测定的 RLU，建立 TSH 浓度-RLU 的回归方程和绘制标准曲线。根据标准曲线，计算出样品中的 TSH 浓度。

（2）根据人 TSH 正常范围 1.6（0.4～7.0）μIU/ml 判定标本结果。

【注意事项】

（1）无催化剂情况下，鲁米诺与 H_2O_2 可发生缓慢的化学发光反应，造成一定的背景发光。因此底物 A 液和 B 液需要分开保存，使用前混匀。

（2）HRP-鲁米诺-H_2O_2-增强剂发光体系发出的波长为 425 nm 的蓝光，RLU 随时间而变化，应在加入发光底物液后第 5～20 min 内完成对各样品孔的发光强度测定。

（3）清洗步骤需要彻底，防止孔中气泡影响检测结果的准确性。

（4）加发光底物的加样器应准确，在加发光底物的过程中应当避免加样器吸头与板孔或手指接触，以防止底物受到污染，同时不能有气泡。

【思考题】

1. CLEIA 技术的特点有哪些？

2. 为什么说 TSH 是甲状腺功能紊乱的首选筛查项目？

实验三十　膜载体免疫测定

固相膜载体免疫测定通常以硝酸纤维素（NC）膜为载体和有色微粒作为标记物，最常用的标记物为红色的胶体金，因此一般称为胶体金免疫测定。此类测定方法主要优点是检测方法简便而快速（数分钟即可得出结果）、不需仪器设备、操作人员不需特殊训练、试剂稳定，适用于单份测定，可测定可溶性抗原或抗体，因此，此类方法目前已在临床检测中获得广泛应用。但该法灵敏度较低，只能定性或半定量。

胶体金是氯金酸（$HAuCl_4$）在还原剂作用下，聚合成一定大小的金颗粒而形成的带负电的疏水胶溶液。金粒子对蛋白质有很强的吸附作用，可以与免疫球蛋白、葡萄球菌 A 蛋白、毒素、糖蛋白、酶、抗生素、激素等非共价结合，即金标记。金颗粒具有高电子密度的特性，当这些标记物在相应的配体处大量聚集时，肉眼可见红色或粉红色斑点，因而用于定性或半定量的快速免疫检测中。这一反应也可以通过银颗粒的沉积被放大，称为免疫金银染色（IGSS）。

下面以斑点金免疫结合试验为例对金标记技术的应用做简要叙述。本组试验以胶体金为标记物，以 NC 膜为固相载体，按间接法、双抗体夹心法等反应模式，通过渗滤或层析方式完成免疫测定过程。

一、斑点金免疫渗滤试验

【实验目的】

熟悉金标记技术的基本原理；掌握斑点金免疫渗滤试验（dot-immunogold filtration assay，DIGFA）检测早期妊娠的原理和方法。

【实验原理】

DIGFA，又称滴金免疫法，可分间接法和夹心法。间接法测抗体：固定于膜上的特异性抗原＋标本中的相应抗体＋金标记的抗抗体；夹心法测抗原：固定于膜上的多克隆抗体＋标本中待测抗原＋金标记的特异性单克隆抗体显色。

下面以双抗体夹心法测定人尿中人绒毛膜促性腺激素（HCG）为例。选取两种抗HCG不同决定簇的抗体，其中一个用胶体金标记，另一未标记抗体吸附于NC膜表面形成斑点，膜下面垫有吸水材料。标本经滤膜板除杂质后，标本液经NC膜渗滤，膜上抗体捕获HCG，形成免疫复合物。之后加入金标抗HCG结合物形成特异性双抗体夹心物。胶体金颜色的深浅与标本中HCG含量呈正相关。

【实验器材】

（1）标本：孕妇尿。

（2）试剂：参照标准液（HCG 50mU/ml）、金标单克隆抗体、洗涤液（pH7.2，0.02mM PBS）。

（3）器材：包被抗HCG抗体的渗滤反应板、试管、微量移液器等。

【实验方法】

（1）取渗滤反应板，平放于实验台面，于滴孔下分别标明"S"和"C"。

（2）在"C"孔内滴加参照标准液6滴，在"S"孔内滴加尿液标本6滴，待完全渗入后，移去孔上滤膜板（图3-9-1）。

（3）每孔加金标单克隆抗体液3滴于NC膜上，应完全渗入到NC膜中。

（4）每孔加洗涤液3滴，待完全渗入后，目测观察结果。

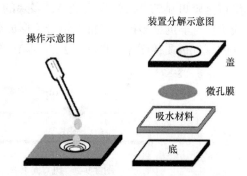

图3-9-1 DIGFA渗滤装置及操作示意图

【实验结果】

（1）参照标准液孔膜上应有清晰的淡红色斑点出现。

（2）若标本滴加孔膜上无红色斑点，或斑点显色浅于参照标准液孔，说明标本中HCG含量低于50mU/ml；如标本孔斑点深于参照孔，则标本中HCG含量大于50mU/ml。

（3）若测定标本为强阳性时，可用洗涤液稀释，按同法做测定，稀释至标本斑点与参照孔颜色相当，即可知标本HCG含量（50mU/ml×稀释倍数）。

正常未妊娠妇女尿中不含HCG，或其含量上限为50mU/ml。HCG由胎盘滋养层细胞分泌，为分子量47 000的糖蛋白。孕妇妊娠1周后，尿中HCG迅速升高，呈阳性反应。停经后8周左右尿内激素含量达到最高，以后逐渐减低，直至转为阴性。绒毛膜上皮癌、水泡状胎块和睾丸畸胎瘤患者的尿中，HCG均可呈强阳性反应。

【注意事项】

（1）本试验为对比测定法，参照标准液与标本的加入量应尽量一致。

（2）胶体免疫金结合物滴加时，滴瓶应垂直向下，液滴内不含气泡。

二、斑点金免疫层析试验

斑点金免疫层析试验（dot-immunogold chromatographic assay，DIGCA），又称"一步金法"。HCG 是胎盘合体滋养层细胞分泌的一种糖蛋白，由α亚基和β亚基组成。α亚基与促卵泡素（follicle-stimulating hormone，FSH）、黄体生成素（luteinizing hormone，LH）及 TSH 的α亚基具有同源性，β亚基则具有特异性。HCG 分子量较小，可通过肾小球从尿中排出。目前市售的早孕诊断用试纸条，采用胶体金标记免疫层析技术快速检测孕妇尿液中的β-HCG，灵敏度高，准确率可达 95%。下面介绍双抗体夹心法测定尿液中 HCG。

【实验目的】

掌握斑点金免疫层析试验检测早期妊娠的原理和方法。

【实验原理】

将鼠抗 α-HCG 多抗和羊抗鼠多抗（二抗）分别固化于 NC 膜上，分别形成测试斑点线（T 线）和质控参照斑点线（C 线）。金标鼠抗 β-HCG 单抗干片紧贴 NC 膜下端，试纸条两端附有吸水材料。若标本中有 HCG，能与金标鼠抗 β-HCG 单抗形成免疫复合物，渗移至测试线（T 线）时，α-HCG 链被此处的多抗捕获，形成金标鼠抗 β-HCG～ HCG～鼠抗 α-HCG 双抗体夹心复合物，由于该复合物大于 NC 膜孔径而在检测带 T 线位置沉积聚集，出现肉眼可见的紫红色反应线条。多余的金标鼠抗 β-HCG 单抗继续渗移至质控参照线（C 线），与羊抗鼠多抗（二抗）结合（形成金标鼠抗 β-HCG～羊抗鼠 Ig），呈现出第 2 条清晰的紫红色质控线条（图 3-9-2）。本试验最大特点是所有试剂均干化，操作十分简便。

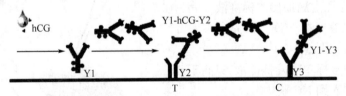

图 3-9-2　斑点金免疫层析试验检测 HCG 原理示意图

Y1：金标鼠抗 β-HCG 单抗；Y2：固化鼠抗 α-HCG 多抗；Y3：固化羊抗鼠多抗

【实验器材】

（1）标本：孕妇尿和正常人尿液（阴性对照）。

（2）主要试剂："一步金法"早孕妊娠诊断纸条片。

（3）主要器材：尿液收集杯等。

【实验方法】

将试纸条下端标志部分别插入待测孕妇尿和正常人尿液中 10s 左右，取出后放平，置室温下 3min，目测观察结果。

【实验结果】

（1）阳性：质控参照区（C 区）和测试区（T 区）均出现一条紫红色线，表示标本含

HCG（妊娠）。

（2）阴性：只有质控参照区（C区）出现一条紫红色线，表示标本中不含 HCG（未妊娠）。

（3）无效：质控参照区（C区）和测试区（T区）均未出现紫红色线或仅在测试区（T区）出现一条紫红色线，表示试剂失效或检测方法不正确，应重新测试。

【注意事项】

（1）强阳性尿中 HCG 含量高，可能不出现质控线或很浅，而仅在反应区显示淡紫色条带。

（2）试纸条不宜插入尿液过深或过浅，插入时间也不宜过长或过短。

（3）孕妇妊娠 1 周后，尿液中就能检出 HCG，可进行早期诊断。

（4）绒毛膜上皮癌、水泡状胎块和睾丸畸胎瘤患者尿 HCG 含量可明显增高，应结合临床症状区别。

【思考题】

1. 快速斑点金免疫结合试验有哪些类型？主要优点是什么？

2. 斑点金免疫层析试验（双抗体夹心法）的原理是什么？

3. 尿液 HCG 阳性有何临床意义？

实验三十一　间接 ABC-ELISA 法检测兔抗人 Ig

间接 ABC-ELISA 法属于生物素-亲和素放大技术中的方法之一。生物素-亲和素系统（biotin avidin system，BAS）是 20 世纪 70 年代末发展起来的一种新型生物反应放大系统。生物素也称为维生素 H，有两个环状结构，其中一个与亲和素结合，另一个结合抗体或其他生物大分子。经化学修饰后，生物素可成为带有多种活性基团的衍生物——活化生物素，如常用的用于标记蛋白质氨基的生物素 N-羟基丁二酰亚胺酯（BNHS），可与各种生物大分子结合。亲和素也称抗生物素蛋白、卵白素，是从卵蛋白中提取的一种碱性糖蛋白，由 4 个相同亚基组成，每个亲和素能稳定结合 4 个分子的生物素。

BAS 几乎可与目前研究成功的各种标记物如酶、荧光素、同位素、凝集素、铁蛋白、SPA 等结合。BAS 与标记试剂高亲和力的牢固结合及多级放大效应，并与免疫标记技术相结合的原理，使各种示踪免疫分析的特异性和灵敏度进一步提高，目前广泛用于微量抗原、抗体的定性、定量检测及定位观察研究。

BAS 的检测技术应用广泛，如免疫酶技术、免疫荧光技术、免疫电镜技术、核酸杂交技术等，以免疫酶技术的应用最广泛。BAS 检测的基本方法可分为 3 类，第 1 类是标记的亲和素连接生物化大分子（如抗原-抗体）反应体系，称标记亲和素生物素法（LAB 或 BA 法）；第 2 类以亲和素为中心，两端分别连接生物素化大分子反应体系和标记的生物素，称为桥联亲和素-生物素法（BRAB 或 BAB 法）；第 3 类是将亲和素与酶标的生物素共温形成亲和素-生物素-过氧化物酶复合物（ABC），再与生物素化的抗体/抗抗体结合，将抗原-抗体反应体系与 ABC 标记体系连成一体，称为 ABC 法。BAS 在免疫酶技术的应用主要是 BAS-ELISA 法，以下介绍间接 ABC-ELISA 法检测兔抗人 Ig。

【实验目的】

熟悉 BAS 放大技术的基本原理和类型；掌握 BAS-ELISA 法的原理，熟悉该方法兔抗人 Ig 的操作步骤。

【实验原理】

先用已知抗原（人 Ig）包被，加待测抗体（兔抗人 Ig）与之结合，再加生物素化羊抗兔 Ig（第二抗体），最后加 ABC 与底物显色，根据颜色深浅进行定量（图 3-9-3）。

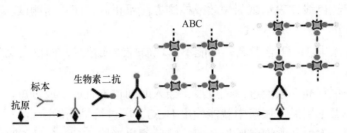

图 3-9-3　间接 ABC-ELISA 检测抗体原理示意图

【实验器材】

（1）包被用抗原：人免疫球蛋白（HIg）。

（2）待测抗体：兔抗人免疫球蛋白抗体（RAHIg）。

（3）对照血清：正常兔血清（NRS）。

（4）生物素化羊抗兔 Ig（SARG-b）。

（5）亲和素-生物素化酶复合物（ABC）：1：75 亲和素（用 ABC 稀释剂稀释），1：100 生物素化酶（b-HRP）（用 ABC 稀释剂稀释），ABC 稀释剂 2 号，亲和素和 b-HRP 以等体积混合 30min 后成 ABC。

（6）包被缓冲液：碳酸缓冲液（pH 9.5，0.05M）。

（7）洗涤液（PBST）含 0.5%Tween20 的 PBS（pH 7.2，0.01M）。

（8）底物缓冲液：枸橼酸盐缓冲液 pH5.0，0.1M。

（9）底物：OPD-H_2O_2，邻苯二胺 0.5mg/ml 中加 H_2O_2（3%）15μl。

（10）终止液：2M H_2SO_4。

（11）96 孔酶标板、酶标仪。

【实验方法】

（1）96 孔板内加 0.1ml HIg（1μg/ml）/孔，置 4℃作用 18h。

（2）PBST 洗涤 4 次，加 0.1ml RAHIg/NRS[1：（1000～1 024 000）]/孔，置 37℃作用 1h。

（3）PBST 洗涤 4 次，加 0.1ml SARG-b（1：10 000）/孔，置 37℃作用 1h。

（4）PBST 洗涤 4 次，加 0.1ml ABC/孔，置 22℃作用 30min。

（5）PBST 洗涤 4 次，加 0.1ml 底物/孔，避光置 37℃，10min 后加 0.1ml H_2SO_4/孔，以终止反应。

（6）酶标仪测 A 值（492nm）。

【实验结果】

待测样品孔（S）中加不同稀释度的待测血清，阴性对照孔（N）加相应正常血清。S 孔和 N 孔的 A 值分别代表总反应活性和非特异反应性，S2 为阳性判断标准。

【注意事项】

（1）ABC 法中的 ABC 复合物配制至关重要，生物素-亲和素之比一定按试剂盒要求混合。

（2）生物素可存在于某些组织细胞中，在操作时与亲和素结合而产生特异着色。在 ABC 法操作前预先用 0.01%亲和素和 0.01%生物素溶液分别作用 20min，可消除其活性。

【思考题】

1. 生物素-亲和素放大技术的原理是什么？有哪些基本类型？

2. 间接 BAS-ELISA 的原理是什么？

（杨胜辉 李冉辉 陈超群）

第十章 细胞免疫学实验

体外测定细胞免疫功能，首先需要从人或动物外周血获取有活性的免疫细胞，包括通过分离外周血单个核细胞获取淋巴细胞，然后采用尼龙毛柱法和 E 花结法分离 T 淋巴细胞等（见第一篇/第二章/实验四）。

实验三十二 E 花环形成试验

【实验目的】

掌握 E 花环形成试验的原理；熟悉该试验的操作步骤。

【实验原理】

人类 T 细胞膜表面有 E 受体（ER），即 SRBC 受体，在体外一定条件下，当 T 细胞与 SRBC 混合并紧密接触时，可形成以 T 细胞为中心、四周环绕 SRBC 的玫瑰花样花环，光学显微镜下可见，简称 E 花环（E 为红细胞 erythrocyte 的简写）。根据 E 花环形成细胞的多少，即可测知外周血中 T 细胞的总数，即 Et（t 为 total 的缩写）。其中有一部分 T 细胞的 E 受体对 SRBC 有较高的亲和力，经短暂接触、低速离心后，即可与 SRBC 形成花环，此类 T 细胞称为活性玫瑰花环形成细胞，即 Ea（a 为 active 的缩写）。Ea 能反映 T 细胞的体内功能活性，用以表示机体细胞免疫功能和动态变化；Et 则代表被检外周血中 T 细胞的总数和百分率，一般不反映机体的细胞免疫功能。

【实验器材】

（1）淋巴细胞分离液：即聚蔗糖-泛影葡胺分层液，又名 ficoll-hypaque 分层液，比重 1.077 ± 0.001。

（2）肝素抗凝剂：用 Hank's 液或生理盐水稀释成 1000u/ml，肝素用量约为 25u/1ml 血。

（3）pH7.2 的 Hank's 液：不含 Ca^{2+}、Mg^{2+}。

（4）0.4%台盼蓝染色液：用生理盐水配制（配制见附录）。

（5）SRBC 悬液。

（6）8%戊二醛溶液（用 Hank's 液稀释）。

（7）瑞氏染色液（美蓝-伊红 Y）（配制见附录）。

（8）水平离心机、水浴箱、冰箱、显微镜、血球计数板、毛细吸管和刻度吸管等。

（9）10%小牛血清 RPMI-1640（配制见附录）。

【实验方法】

1. Ea 花环试验

（1）分离人 PBMC，计数后配成 2.5×10^6/ml 浓度（参见第一篇/第二章/实验三 "人外周血单个核细胞的分离"）。

1）静脉取血 2ml，注入盛有肝素（约 25u/ml 血）的无菌试管内摇匀，使血液抗凝，抗凝血用等量 Hank's 液稀释，并充分混匀。

2）取无菌中试管一支，自管底加入 2ml 淋巴细胞分离液（保持分离液液面之上管壁不受玷污）。

3）用滴管将稀释后的抗凝血沿试管壁缓慢叠加于分层液面上，应保持两种液体界面清晰。

4）平衡试管重量后置于水平式离心机内以 2000r/min，离心 20min。离心后试管内容物分为 3 层，上层为血浆（内含血小板），中层为淋巴细胞分离液，底层为红细胞和粒细胞。在上层和中层界面处有一个富含单个核细胞的白色云雾状狭窄带，即 PBMC 层。

5）将毛细吸管轻轻插到白色云雾层，小心吸出该层细胞，置入另一支离心管中；也可先吸去上层的血浆层（含血小板），再用另一支毛细吸管小心吸取 PBMC 层（要尽量吸取所有的单个核细胞，又要避免吸取过多的分层液或血浆，以免混入其他细胞成分）。加入 5 倍以上体积的不含钙、镁的 Hank's 液洗涤细胞 2 次，每次离心 1500r/min，10min，吸弃上清。

6）最后一次吸弃上清后，加入 0.5ml Hank's 液（或含 10%小牛血清的 RPMI-1640）重悬细胞，计数细胞后再调整细胞至 2.5×10^6/ml。一般每毫升健康成人外周血可分离出 $(1 \sim 2) \times 10^6$ 个单个核细胞。

7）细胞活力检测：取 0.1ml 细胞悬液与等量 0.4%台盼蓝染液混匀，5～10min 后取 1 滴于血球计数板上充池，高倍镜下计数 4 个大方格内的细胞总数。死细胞被染成蓝色，体积较大且无光泽；活细胞体积较小而透明，不着色。计数 200 个淋巴细胞，计算出活细胞百分率，一般细胞活性应在 95%以上。

（2）取保存于阿氏液中的 SRBC（或适量新鲜配制的 SRBC）5ml，用 Hank's 液洗涤 3 次后，取少量经适当（约 200 倍）稀释后滴于血球计数板内，镜下计数，配成 6×10^7/ml 浓度。

（3）取 0.5ml PBMC 悬液（2.5×10^6 细胞/ml）和 0.5ml SRBC 悬液（6×10^7/ml），加于 1 支圆底小试管内，充分混匀后，置 37℃水浴 5min。

（4）取出后，在水平离心机内离心 500～1000r/min，5min。

（5）用毛细吸管吸弃大部分上清液。将试管放在手心轻轻搓动,悬起细胞,加 2 滴 0.8%戊二醛液，轻轻混匀，室温下静置 5min 以固定细胞。

（6）取一滴细胞悬液于载玻片上，轻轻涂布使面积约为 2～3cm²。于室温或 37℃温箱使涂片干燥，瑞氏染色：在干燥的血膜上滴加瑞氏染液几滴，覆盖血膜，染色 1min，再在染液上滴加等量蒸馏水，染色 3～5min，水洗，甩去水滴，吸水纸印干，高倍镜或油镜观察（或在第 5 步后，在试管内加 1%亚甲蓝 1～2 滴，室温下染色 3～5min，取 1 滴细胞悬液于玻片上，加盖玻片后在高倍镜下计数）。

（7）淋巴细胞周围凡有 3 个以上 SRBC 紧密附着者，即为 Ea 花环形成细胞。于油镜下计数 200 个淋巴细胞中的花环形成细胞数，计算出 Ea 花环形成的百分率。

Ea 花环形成试验简易操作流程

PBMC 的分离：静脉采血 4ml → 加入 2 支肝素抗凝管 → 加等量 Hank's 液稀释 → 转移至淋巴细胞分离液上 → 2000rpm 水平离心 20min → 吸取 PBMC 层，Hank's 液洗涤 1 次 → 0.5ml Hank's 液悬起细胞。

Ea 花环的形成：加入 0.5ml SRBC 悬液，与 0.5ml PBMC 悬液混合 → 500rpm 离心 5min，弃上清液后悬浮细胞（留约 0.5ml 细胞）→ 加 2 滴 8%戊二醛液室温固定细胞（5min）→

制作血膜片，自然干燥→瑞氏染液染色 1min→加等量蒸馏水混匀，染 3～5min →水洗，印干，油镜观察结果。

2. Et 花环试验

（1）将 SRBC 配成 1.8×10^8/ml 浓度。

（2）于圆底小试管内加入 0.1ml 待检的淋巴细胞悬液（2.5×10^6 细胞/ml）和 0.1ml SRBC（1.8×10^8/ml），混匀，置 37℃水浴 10min，于水平离心机 500～1000r/min，离心 5min。静置 4℃冰箱 2h。

（3）弃去大部分上清液，轻轻悬起细胞，加 1 滴 0.8%戊二醛液固定，静置 5min。

（4）其余操作同 Ea 花环试验中的（6）、（7）项；计数 Et 花环形成的百分率。

【实验结果】

$$E花环形成率（\%）=\frac{形成花环细胞数}{形成花环细胞数+未形成花环细胞数}\times100\%$$

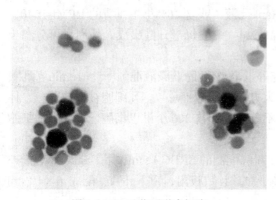

图 3-10-1 E 花环形成细胞

淋巴细胞周围凡有 3 个以上 SRBC 紧密附着者，即为 E 花环形成细胞（图 3-10-1，见文后彩图 12）。健康人外周血 Et 花环百分率为 60%～70%，Ea 花环百分率为 20%～30%。

【注意事项】

（1）SRBC 最好用新鲜的，一般采血后保存于 Alsever 液中，2w 内可用。超过 2w，与淋巴细胞结合能力下降。

（2）从采血到测定不要超过 4h，分离的淋巴细胞放置时间也不要超过 3～4h，否则 SRBC 受体会自行脱落。可用台盼蓝检查淋巴细胞活力，活细胞数应不少于 95%。

（3）计数 E 花环前，应将沉于管底的细胞予以重悬，但只宜轻缓旋转试管，使细胞团块松开即可，不能强力吹打，以免花环解离。

（4）整个操作过程的室温以 16～23℃较好，过高或过低会使 E 花环形成率降低。

（5）配制 PBMC 悬液应用 10%～20%小牛血清为好。不加小牛血清，E 花环形成率降低。

（6）进行 Et 花环试验时，SRBC 与 PBMC 的比例，一般以 100∶1 为宜。

【思考题】

1. E 花环形成的原理是什么？是否只有 T 细胞能形成 E 花环？

2. Et 花环试验与 Ea 花环试验的操作步骤有什么不同？两者的临床意义有何不同？

3. 重悬细胞时为什么只能轻缓旋转试管，而不能用力吹打或摇匀细胞悬液？加入戊二醛固定的目的是什么？

4. 为什么 PBMC 与 SRBC 混合后要进行离心沉淀？

实验三十三 T 淋巴细胞增殖试验

T 细胞在体外培养时，受到特异性抗原或促有丝分裂素，如植物血凝素（PHA）或刀豆素 A（ConA）刺激后，细胞内核酸和蛋白质合成增加，同时细胞形态转化为母细胞，即为淋巴细胞转化现象。根据 T 淋巴细胞转化率的高低，可以了解机体的细胞免疫水平，常作为检测机体细胞免疫功能的指标之一。试验方法可采用形态学计数法、^{3}H-胸腺嘧啶核苷（^{3}H-TdR）掺入法等。

一、形态学计数法

【实验目的】

熟悉形态学计数法检测 T 淋巴细胞增殖的原理及方法。

【实验原理】

T 淋巴细胞表面有 PHA 受体，T 细胞在体外培养时，当受到非特异性的促有丝分裂素 PHA 刺激后，T 淋巴细胞表面的 PHA 受体与 PHA 结合，进行有丝分裂，可转化为淋巴母细胞，细胞的形态和结构发生明显地改变，通过染色镜检，即可计算出淋巴细胞的转化率。

【实验器材】

（1）肝素抗凝的新鲜血液标本。

（2）1%粗制 PHA（PHA-M），无菌生理盐水配制（所选用的 PHA，最好先测定最适浓度）。

（3）细胞营养液：含 20%小牛血清的 R/MINI 1640，每毫升营养液含青、链霉素各 200 单位（小牛血清要经 56℃30min 灭活）。

（4）0.87%NH$_4$Cl 溶液。

（5）瑞氏染液（或姬姆萨染液）。

（6）水平离心机、培养小瓶、吸管、显微镜等。

【实验方法】

1. 细胞培养　取培养小瓶按下列顺序加入样品和试剂。

（1）3ml 细胞营养液。

（2）1ml 肝素抗凝全血。

（3）实验瓶内加 0.2ml PHA（对照瓶内不加 PHA）。

（4）混匀后将小瓶以 30°~45°放入 37℃温箱培养 72h。

2. 制片

（1）吸弃瓶内上清液。

（2）取 0.87%NH$_4$Cl 溶液 3ml 左右（一般为血液体积的 5 倍），加入瓶内充分混匀，置 37℃15min 以破坏红细胞。

（3）瓶内细胞悬液移至离心管内，加适量生理盐水混匀后，1000r/min，离心 10min，洗涤两次。

（4）吸弃上清，将混匀后细胞沉淀物取样推片，待干燥后做美蓝-伊红 Y（染色液配制见附录）。

3. 镜下计数　分别取推片头、中、尾 3 段，计数 200 个淋巴细胞，包括转化和未转化的淋巴细胞（表 3-10-1，图 3-10-2、图 3-10-3，见文后彩图 13、彩图 14）。以下 3 种均可作为转化的淋巴细胞。

（1）淋巴母细胞：体积明显增大，为成熟淋巴细胞的 3~4 倍。核膜清晰、核染色质疏松呈细网状。核内见明显核仁 1～4 个。细胞质丰富，嗜碱性，有伪足样突起，细胞质内有时可见小空泡。

（2）过渡型淋巴细胞：具有上述淋巴母细胞的某些特征。核质疏松，可见核仁，细胞质增多，嗜碱性强。比静止淋巴细胞大。

（3）核分裂细胞：核呈有丝分裂，可见许多成堆或散在的染色体。

表 3-10-1 淋巴细胞转化的形态学特征

	未转化淋巴细胞	过渡型淋巴细胞	淋巴母细胞
细胞大小	6～9μm	12～16μm	12～20μm
细胞核	较小、嗜碱性强	增大、嗜碱性减弱	大、嗜碱性减弱
染色质	致密	疏松	疏松可呈网状
核仁	无	有或无	清晰，1～4 个
细胞质	极少	增多，嗜碱性	增多，嗜碱性
浆内空泡	无	有或无	有或无

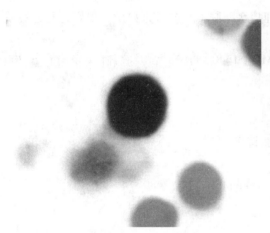

图 3-10-2 未转化淋巴细胞

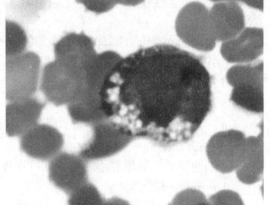

图 3-10-3 淋巴母细胞

【实验结果】

据上述形态学指标，计算出淋巴细胞转化的百分率。

$$淋巴细胞转化率（\%）=\frac{转化的淋巴细胞数}{转化和未转化的淋巴细胞总数}\times100\%$$

淋巴细胞转化率能反映细胞免疫功能，正常值参考值为 50%～70%。

【注意事项】

（1）形态学计数法不需特殊设备，没有放射性污染，一般实验室均可采用。但判定结果受主观因素影响较大，重现性较差，测定效率低，已逐渐被同位素掺入等方法所取代。

（2）培养瓶的玻璃质量可影响转化率，可选用中性玻璃小瓶（如链霉素或胰岛素瓶）；培养瓶应有足够的空间，一般 10ml 小瓶加 2ml 培养基较好。

二、^{3}H-胸腺嘧啶（^{3}H-TdR）掺入法

【实验目的】

掌握 ^{3}H-TdR 掺入法检测 T 淋巴细胞增殖的原理，熟悉该方法的操作步骤。

【实验原理】

T 淋巴细胞受特异性抗原或 PHA 刺激后，在转化为淋巴母细胞的过程中，DNA 合成明显增加。细胞转化程度愈高，DNA 合成也愈多。此时若将合成 DNA 的前体物质胸腺嘧啶核苷用放射性同位素 ^{3}H（氚）标记，加入到培养系统中，即可被转化的淋巴细胞摄取而掺入 DNA 分子内，培养终止后，测定淋巴细胞内掺入的 ^{3}H-TdR 的放射量，即能判定淋巴细胞的转化程度。

此法较形态学计数法客观、准确，重复性也好，但有放射性污染的潜在危险，且需一定设备条件。

【实验器材】

（1）肝素抗凝的新鲜血液标本。

（2）植物血凝素（PHA，1mg/ml）。

（3）细胞营养液（配制方法见附录）。

（4）^{3}H-TdR 100μCi/ml。

（5）蒸馏水、5%三氯乙酸、无水乙醇。

（6）玻璃纤维滤膜及负压抽滤装置。

（7）闪烁液（配制方法见附录）及液体闪烁计数仪等。

【实验方法】

1. 微量全血法

（1）每份血标本用 6 个培养瓶，分别加入 2ml 细胞营养液和 0.2ml 肝素抗凝新鲜血液。

（2）在第 1～3 瓶内各加 PHA 0.1ml（最终浓度为 25～50μg/ml）。第 4～6 瓶不加 PHA 作为细胞对照。

（3）放 37℃恒温箱内培养 3d。终止培养前 12～18h，每瓶内加入 ^{3}H-TdR 1μCi/10μl，继续培养。

（4）终止培养后，每瓶内加入蒸馏水 5ml，溶解红细胞。分别吸出各瓶材料置玻璃纤维滤膜上，经负压抽滤除去未掺入细胞内的游离 ^{3}H-TdR。再依次用 5%三氯乙酸固定，无水乙醇脱色。

（5）将玻璃纤维滤膜置 60～80℃烘干，顺次放入测量瓶内，加 5ml 闪烁液，置液体闪烁计数仪内测量样品的放射性，以每分脉冲数（cpm）表示。

2. 分离淋巴细胞的 ^{3}H-TdR 掺入法

此法实验原理和实验器材同上。

（1）按"外周血淋巴细胞分离技术"分离和制备淋巴细胞悬液（见第一篇/第二章/实验三），用细胞营养液调整细胞浓度为 $1×10^6$/ml。

（2）试验在 96 孔微量培养塑料板上进行，每份标本加 6 孔。3 孔为试验孔（3 个复孔），每孔加细胞悬液 0.1ml、PHA 20μg/0.1ml。另外 3 孔为对照孔，每孔加细胞悬液 0.1ml，营养液 0.1ml。

（3）置 37℃ 5%CO$_2$ 培养箱 56h 后，每孔加 ^{3}H-TdR 1μCi/10μl，继续培养 16h。

（4）终止培养，用多头细胞收集器收集细胞于玻璃纤维滤纸上。用生理盐水充分洗涤，以洗除游离的 ^{3}H-TdR。

（5）滴加 5% 三氯乙酸 5ml 固定细胞，并除去酸溶性小细胞。

（6）滴加无水乙醇 5ml 脱水、脱色。

（7）同上法"（5）"。

【实验结果】

计算刺激组（加 PHA 刺激）及细胞对照组（未加 PHA）3 份样品的 cpm 均值（每一标本做 3 份复管）。

计算刺激指数（stimulating index，SI）作为判断淋巴细胞转化程度的指标。

$$SI = \frac{刺激组（加PHA刺激）cpm均值}{对照组（未加PHA刺激）cpm均值}$$

【注意事项】

（1）PHA 在刺激淋巴细胞转化时有一个最适浓度，浓度过高或过低都会降低淋巴细胞的转化率。

（2）本试验细胞培养时间较长，故整个试验过程应注意无菌操作，否则因污染会导致实验失败。

（3）实验过程中使用的同位素，须严格按照同位素操作规则进行操作，以防污染环境。同位素掺入法的影响因素较多，如细胞浓度、PHA 浓度、培养时间、培养液成分及 ^{3}H-TdR 的活性等，故应严格控制实验条件。

三、MTT 比色法

【实验目的】

掌握 MTT 比色法检测 T 淋巴细胞增殖的原理，熟悉该方法的操作步骤。

【实验原理】

MTT 法即四甲基偶氮唑盐微量酶反应比色法，是一种通过测定细胞能量代谢水平用以间接反映细胞增殖情况的检测方法。当 T 细胞受到丝裂 ConA 作用后发生增殖活化，其胞内线粒体琥珀酸脱氢酶活性相应升高，能将 MTT 由黄色还原为蓝色的甲瓒，后者溶于有机溶剂（如二甲基亚砜、盐酸-异丙醇等），甲瓒产量与细胞活性成正比。可用波长 570nm 酶标测定仪测定细胞培养物的 A 值，根据 A 值的大小计算反应体系中细胞增殖程度。本方法的敏感性与 ^{3}H-TdR 掺入法大致相同，且经济、简便，无放射性污染。

【实验器材】

（1）小鼠（25g 左右）。

（2）RPMI-1640 细胞培养液、Hank's 液。

（3）ConA（1μg/μl，用 RPMI-1640 液配成）、MTT（1μg/μl，溶于 pH7.2 的 PBS 中）、0.01 M 盐酸-异丙醇。

（4）皮肤消毒用 2.5% 碘酒、75% 乙醇。

（5）无菌尖吸管和刻度吸量管；无菌解剖器械。

（6）96 孔平底培养板。

（7）5%CO_2培养箱、酶标仪。

【实验方法】

小鼠脾细胞悬液的制备（也可以采用按前述方法分离人外周血制备的 PBMC 悬液用于细胞培养），方法如下。

（1）颈椎脱臼法处死小鼠，无菌操作取脾脏，放入盛 5ml Hank's 液的无菌平皿中，在钢网上轻轻研磨并过筛，制成细胞悬液，计数。细胞悬液移入一离心管中，离心 1000r/min，10min，弃去上清，用 RPMI-1640 培养液稀释成 $2.5×10^6$/ml 的脾细胞悬液，然后加入 ConA（终浓度为 2μg/μl），同时设置不加 ConA 的阴性对照孔。

（2）将上述细胞悬液加入 96 孔平底培养板中，每孔 100μl。将培养板放入含有 5%CO_2的 37℃培养箱中培养 48~72h，在培养结束前 4~6h，于培养板各孔内加入 1μg/μl MTT 液，10μl/孔，继续培养 6h。

（3）各孔内加入 0.01M 盐酸-异丙醇 100μl，30min 内（或加 2%SDS 100μl/孔，过夜）用酶标仪在波长 570nm 处测定 A 值。

【实验结果】

$$刺激指数（SI）=\frac{刺激组（加PHA刺激）A均值}{对照组（未加PHA刺激）A均值}$$

【注意事项】

（1）由于本实验需要培养 2~3 d 才能观察结果，因此应注意无菌操作，避免污染。

（2）获取脾细胞时操作要轻柔、迅速，以免损伤细胞而影响实验结果。

【思考题】

1. T 淋巴细胞增殖反应试验的原理是什么？

2. 是否可用特异性抗原作为刺激剂进行淋巴细胞转化试验？如果可以，其机制是什么？转化率与用非特异性有丝分裂原作为刺激剂比较，哪个转化率高？为什么？

3. 试比较形态学计数法、^{3}H-TdR 掺入法和 MTT 法进行淋巴细胞转化试验的优缺点。为什么 PHA/ConA 能刺激人的 T 细胞转化而不能刺激 B 细胞转化？美洲商陆能否用于人的 T 淋巴细胞增殖反应试验？

实验三十四　白细胞移动抑制试验

【实验目的】

熟悉白细胞移动抑制试验检测 T 淋巴细胞增殖的原理，了解该方法的操作步骤。

【实验原理】

致敏 T 细胞在体外与相应抗原再次接触或正常人的 T 细胞受有丝分裂原（如 PHA）刺激，可产生多种细胞因子，如巨噬细胞移动抑制因子（macrophage migration inhibitory factor，MIF）和白细胞移动抑制因子（leucocyte migration inhibitory factor，LIF），可分别抑制巨噬细胞和白细胞的移动。据细胞因子作用的对象不同，可分为巨噬细胞移动抑制试验和白细胞移动抑制试验，以后者较为常用。原因是 T 细胞与其他白细胞可同时从外周血中获得，两者不需分离，操作简便。根据白细胞的移动受 LIF 抑制的程度，可判断受检者的细胞免疫功能。

【实验器材】

（1）肝素抗凝血 2ml。

（2）毛细玻璃管：长 70～80mm，内径 0.7mm，干烤灭菌。

（3）培养小室：用玻璃板（或有机玻璃）制成，内径 2cm，高 0.5cm。用前洗净、晾干，置紫外灯下照射 1h 灭菌。

（4）26mm×26mm 灭菌盖玻片。

（5）含 20% 小牛血清的 R/MINI 1640 培养液。

（6）PHA 原液浓度 8mg/ml，使用时用 1640 培养液配制成 1：100 和 1：500 两种浓度（抗原则按实验目的不同而选定，常用 1/10 或 1/100 稀释的旧结核菌素）。

（7）有盖搪瓷盘、白凡士林、小镊子、砂轮、投影仪及分离淋巴细胞的所需器材。

【实验方法】

（1）采用密度梯度离心法分离人 PBMC（主要含淋巴细胞），计数收获的淋巴细胞总数。

（2）制备红细胞悬液：使其浓度达 10^9/ml，并用红细胞悬液调节白细胞浓度至 $5×10^6$/ml（白细胞向毛细管外移动游走时，红细胞因其浓度大而被动地被白细胞带出管外，使结果更易观察）。

（3）用虹吸法将混合血细胞收入毛细管内，吸入高度约 60mm，并将玻管无细胞端用火焰封口，每一标本共制 6 支毛细管。

（4）将毛细管放入垫有少许棉花的试管中（毛细管开口端向上），于水平式离心机中离心 2000r/min，20min。

（5）用砂轮于上清液和细胞界面处截断毛细管。

（6）用镊子夹取盛有压积细胞的毛细管，将其封闭端用白凡士林少许黏于培养小室内，并使开口端朝向小室中央，每个小室放 1 支。

（7）于两个小室内分别注满含有 1/100、1/500 PHA 的营养液，另用不含 PHA 的营养液注入另一个小室作为对照。试验组和对照组均设复管。

（8）在培养小室边缘涂凡士林少许，加盖坡片封闭小室（注意不要在小室内留有气泡），将小室放入湿盒，于 37℃ 温箱中培养 13～24h 后观察结果。

【实验结果】

（1）在投影仪下画出试验组与对照组白细胞移动图像，测得白细胞移动面积，得出各组平均值（图 3-10-4，见文后彩图 15）。

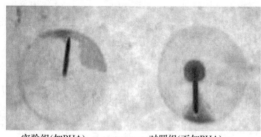

实验组（加PHA）　　对照组（不加PHA）

图 3-10-4　白细胞移动抑制试验示意图

（2）计算移动抑制指数（MI）

$$MI = \frac{试验组细胞移动面积均值}{对照组细胞移动面积均值}$$

MI 在 0.8～1.2 为正常值，表示机体对该抗原无特异性细胞免疫作用；MI<0.8，为移动抑制试验阳性反应，表示机体对该抗原有特异性细胞免疫作用。

移动抑制试验是检测机体细胞免疫状态的一种体外试验，与皮肤迟发型超敏反应试验相关性较好，可用于肿瘤免疫、移植免疫、自身免疫性疾病和传染性疾病等的研究。

【注意事项】

（1）毛细管内径、管壁厚薄要尽量一致。

（2）水平离心后，白细胞不宜放置过久，在空气中暴露时间不宜过长。

（3）各管的细胞悬液高度要尽量一致。

【思考题】

1. 白细胞移动抑制试验的原理是什么？检测 LIF 有何实际意义？

2. 致敏 T 细胞在特异性抗原刺激下还可产生哪些重要的细胞因子？

实验三十五　CTL 杀伤功能测定（^{51}Cr 释放法）

【实验目的】

熟悉 CTL 杀伤功能测定的原理，了解 ^{51}Cr 释放法的操作步骤。

【实验原理】

细胞毒性 T 淋巴细胞（cytotoxic T lymphocyte，CTL/Tc）是直接对靶细胞具有细胞毒作用的效应 T 细胞，杀伤作用具有特异性，即由某种抗原致敏的 CTL，只对带有相同抗原的靶细胞产生杀伤作用，并受到 MHC-Ⅰ类分子的限制（CD8$^+$TCRαβCTL）。CTL 的杀伤功能检测常采用 ^{51}Cr 释放试验，用同位素铬酸钠（Na$_2$^{51}CrO$_4$）标记靶细胞时，铬酸盐离子（^{51}CrO$_4$$^{2-}$）以渗透方式进入细胞质并与细胞质内蛋白结合。当这种细胞被效应细胞杀伤后，细胞质内 ^{51}Cr 从细胞膜损伤或裂解处释放出来，测定所释放的同位素量可反映 CTL 杀伤作用的强度。

【实验器材】

（1）动物：不同 H-2 的近交系小鼠。

（2）靶细胞：已知 H-2 的瘤株，如 P815（H-2^d）。

（3）试剂：Na$_2$^{51}CrO$_4$ 溶液，比活性 250～500mci/mmol，浓度 1mci/ml（英国 Amersham）或 28mci/ml（北京原子能所）。2.5%Triton X-100、0.5%台盼蓝染液、丝裂霉素 C、Tris-氯化铵溶液（溶解小鼠脾细胞中夹杂的红细胞）。完全培养液（CM）、BSS/10（含 10% 小牛血清的平衡盐溶液）。

（4）器材：培养瓶、玻璃滴管、离心管、试管架、血球计数板、定量加样器及加样塑料头、青霉素瓶、96 孔微量细胞培养板（圆底或平底）。倒置及光学显微镜、水平式离心机及盛放 96 孔培养板的离心用吊篮、γ计数仪（瑞典 LKB 公司）、CO$_2$ 培养箱等。

【实验方法】

1. 效应细胞的制备　用单向混合淋巴细胞培养（mixed lymphocyte culture，MLC）诱导产生 CTL。按常规方法制备反应细胞（除去红细胞的甲小鼠脾细胞）。刺激细胞按下面步骤制备：选择 H-2 与甲小鼠不同的乙品系小鼠，制备除去红细胞的脾细胞悬液，置于 25ml 培养方瓶内，平卧接受 ^{60}钴 2.000rad γ 射线照射。以 CM 洗涤 1 次后，调整细胞至所需浓度；或用 25μg 丝裂霉素 C/1×10^7 脾细胞/ml 浓度处理，经 37℃、水浴 30min 后，依次用 BSS/10 洗涤 2 次和 CM 洗涤 1 次后，调整细胞至所需浓度。用台盼蓝染色检测细胞活力，要求活细胞>90%。

将 2×10^7 反应细胞（甲小鼠脾细胞）与 2×10^7 刺激细胞（γ射线照射或丝裂霉素 C 处

理的乙小鼠脾细胞）混于 20ml CM 中，加入体积为 50ml 培养方瓶内（底面积 2 cm×4cm，液面高 3cm）。轻轻旋上瓶盖，并设单纯反应细胞或刺激细胞的对照瓶。在 37℃、饱和湿度、5%CO_2 条件的培养箱内培养 4d 或 5d。

2. 靶细胞的制备　若在 MLC 中诱导的是 H-2^d 抗原特异性的 CTL，可采用 DBA/2 小鼠肥大细胞瘤株 P815（H-2^d）为靶细胞。同位素标记靶细胞的方法是先常规培养 P815 细胞，实验前 1 天换上新鲜培养液，实验当天检测细胞活力需大于 95%。然后，取 $2×10^6$/0.5ml P815 细胞加入 100μci Na$_2$^{51}CrO$_4$，37℃水浴 2h，结束后洗涤 3 次，调整细胞浓度至 $1×10^5$/ml。

3. 细胞毒试验　收集效应细胞入离心管内，取离心后细胞沉淀部分，用 CM 调节活细胞浓度至 $1.0×10^7$/ml，并可根据不同效靶比例要求，对倍稀释成 $5×10^6$/ml、$2.5×10^6$/ml、$1.25×10^6$/ml 细胞悬液。然后在 96 孔板中加入 $1×10^4$/0.1ml 的标记细胞，实验孔加入不同比例的效应细胞 0.1ml，自然释放孔加入 0.1ml CM，最大释放孔加入 0.1ml 2.5%TritonX-100，每组 3~4 个复孔。再经 500r/min，30s 离心，使效、靶细胞接触，然后置 CO_2 培养箱内温育 4~6h，最后经 1000~1500r/min，5~10min 离心沉淀，依次吸出每孔中上清液 0.1ml 置于小塑料管内盖紧，在γ计数仪上进行测定。

【实验结果】

分别计算实验组、自然释放组及最大释放组 cpm，按下列公式进行计算。

$$^{51}Cr特异性释放率=\frac{实验组cmp-自然释放组cmp}{最大释放组cmp-自然释放组cmp}×100\%$$

4h 自然释放率＞10%~15%，最大释放率通常＞90%。特异性释放率随效/靶比例 6.25：1、12.5：1、25：1、50：1 和 100：1 而递增，两者间常呈相关性。由于 CTL 特异性杀伤力强，一般采用的效/靶比例为 50：1。

【注意事项】

（1）细胞活力大小是实验成败的关键，故操作时动作要迅速。培养过程使 pH 恒定在 7.2~7.4。

（2）靶细胞处于对数生长期标记率高。为此，实验前一天务必换液，确保细胞生长良好。在靶细胞标记过程中，由于 ^{51}Cr 进入靶细胞质内，细胞脆性增大，因此震荡动作要轻揉。

（3）^{51}Cr 自然释放率常随效靶细胞作用时间延长而偏高，如作用时间为 18h，自然释放率可高于 20%，故宜做短程试验；^{51}Cr 半衰期短，存放时间最好不要超过 2 个半衰期，否则标记率低，自然释放率高。

（4）国产 ^{51}Cr 比活性低，欲达到要求的放射强度，务必加大 ^{51}Cr 用量，这就不可避免地增加了铬含量，造成对靶细胞损伤，致 4h 自然释放率往往超过允许范围（＞15%），此时只能中止实验。

（5）经单向混合淋巴细胞反应（mixed lymphocyte reaction，MLR）后，培养物中包含不少死细胞，有条件可采用 20% Metrizamide 分离去之。

【思考题】

1. CTL 杀伤靶细胞的机制和特点是什么？与补体的溶细胞机制有何区别？

2. 怎样理解 CTL 杀伤靶细胞时的抗原特异性和 MHC 限制性？

3. 欲检查某种肿瘤抗原或免疫原性治疗药物与 CTL 杀伤功能的关系，怎样设计试验？

实验三十六 NK 细胞杀伤活性检测

NK 细胞是无须致敏即可杀伤靶细胞的效应淋巴细胞，其杀伤特点是无抗原特异性及无 MHC 限制性，属固有免疫组成细胞，是抗肿瘤、抗胞内病原体感染和免疫调节的重要细胞，也参与移植排斥反应和某些自身免疫疾病的发生。目前国内外多采用检测 NK 细胞活性来研究不同疾病状态下 NK 细胞的杀伤功能。体外 NK 细胞活性测定的方法较多，常用的有形态学方法、同位素释放法、酶释放法、特异性荧光染料释放法、MTT 比色法及流式细胞术等。在此介绍两种常用的方法。

一、同位素 ^{51}Cr 释放法

【实验目的】

熟悉同位素 ^{51}Cr 释放法检测 NK 细胞杀伤活性的原理，了解该方法的操作步骤。

【实验原理】

将用同位素 ^{51}Cr 标记的靶细胞与淋巴细胞共同培养时，靶细胞可被其中的 NK 细胞杀伤，^{51}Cr 从被杀伤的靶细胞中释放出来，释放量与 NK 细胞活性成正比。

【实验器材】

（1）铬酸钠（$Na_2{}^{51}CrO_4$）：^{51}Cr 的物理半寿期为 27.72d。

（2）十二烷基硫酸钠（SDS）：用无菌生理盐水配制成 2%浓度。

（3）靶细胞：培养 24～48h 的 YAC-1 细胞株。

（4）效应细胞：人 PBMC 或小鼠脾细胞。

（5）含 15%新生牛血清（NCS）的 RPMI-1640 培养液、淋巴细胞分层液等。

【实验方法】

1. 靶细胞的标记　取培养 24h 生长良好的 $2 \times 10^6/0.5ml$ YAC-1 细胞，加入 100～200μCi ^{51}Cr，置 37℃水浴 90min，每间隔 15min 振摇一次。然后用含 5%NCS 的 RPMI-1640 培养液洗涤 3 次以除去游离的 ^{51}Cr。计数活细胞，用 RPMI-1640 培养液调整细胞浓度至 $1 \times 10^5/ml$；检测细胞的 ^{51}Cr 标记率。

2. 效应细胞的制备　按前述方法分离人 PBMC 或小鼠脾细胞，用台盼蓝染色法计数活细胞数，用完全 RPMI-1640 培养液配制成 $1 \times 10^7/ml$ 的细胞悬液备用。

3. 效-靶细胞作用　在 96 孔培养板中，先每孔加 100μl 标记的靶细胞，然后，实验孔：每孔加 100μl 效应细胞；空白对照孔：每孔加 100μl 培养液；最大释放孔：每孔加 100μl 2%SDS。每个标品设 3 个复孔。放置 37℃、5%CO_2 温箱内孵育 4h，用微量移液器吸出各孔上清 0.1ml，加于小塑料试管内（勿将细胞吸出），用γ计数仪测量 cpm 值。

【实验结果】

根据下式计算 ^{51}Cr 自然释放率和 NK 细胞毒活性：

$$^{51}Cr自然释放率（\%）= \frac{自然释放对照孔cpm均值}{最大释放对照孔cpm均值} \times 100\%$$

$$细胞毒活性（\%）= \frac{试验孔cmp均值 - 自然释放对照孔cpm均值}{最大释放对照孔cpm均值} \times 100\%$$

注：一般要求^{51}Cr自然释放率<10%。

【注意事项】

（1）靶细胞的质量是影响细胞标记率、自然释放率及实验稳定性的重要因素。一般要求靶细胞的自然释放率<10%。

（2）吸取细胞培养上清时，应尽可能不吸动沉淀的细胞。

（3）各管（孔）加入的靶细胞不能太少，靶细胞的同位素标记率不小于0.1cpm/细胞，否则会增加实验误差。

（4）每次实验应根据^{51}Cr的半寿期适当调整需要的同位素用量。

（5）注意实验防护和环境污染等。

二、乳酸脱氢酶释放法

【实验目的】

熟悉乳酸脱氢酶（LDH）释放法检测NK细胞杀伤活性的原理，了解该方法的操作步骤。

【实验原理】

活细胞细胞质内的LDH正常情况下不能透过细胞膜。当靶细胞受到效应细胞的攻击而损伤时，细胞膜通透性改变，LDH可释放至介质中，使乳酸盐脱氢，再使NAD还原成NADH，后者再通过递氢体吩嗪二甲酯硫酸盐（PMS）还原碘硝基氯化氮唑蓝（INT）或硝基氯化四氮唑蓝（NBT）形成有色的甲瓒类化合物，用490nm或570nm波长读取A值，计算NK细胞活性。

【实验器材】

（1）LDH底物溶液（临用前配制）：NBT 4mg、氧化型辅酶Ⅰ（NAD）10mg、吩嗪二甲酯硫酸盐（PMS）1mg，加蒸馏水2ml溶解，混匀后取上液1.6ml加1 mol/L乳酸钠0.4ml，然后加入0.1mol/L pH 7.4 PB（磷酸缓冲液）至10ml。

（2）1%NP-40（壬基酚聚氧乙烯醚）:用RPMI-1640培养液配制。

（3）1M枸橼酸终止液。

（4）Hank's液（pH7.2～7.4）、RPMI-1640完全培养液。

（5）人外周血或小鼠；YAC-1细胞株。

（6）96孔培养板、移液器、空气净化台、CO_2温箱、酶标仪等。

【实验方法】

1. 靶细胞制备　取培养24～48h的靶细胞，Hank's液洗涤3次，用RPMI-1640培养液调整细胞浓度至1×10^5/ml，备用。

2. 效应细胞的制备　常规方法分离人PBMC（见第一篇/第二章/实验三）或小鼠脾细胞（见第一篇/第二章/实验六），Hank's液洗涤3次，用RPMI-1640培养液调整细胞浓度至1×10^7/ml。

3. 效-靶细胞作用　将效应细胞和靶细胞悬液各100μl（效靶比100∶1）加入96孔细胞培养板孔，每份标本设3复孔，同时设靶细胞自然释放对照组（100μl靶细胞悬液+100μl培养液）和最大释放对照组（100μl靶细胞悬液+100μl 1%NP-40液），低速离心1000r/min，2min，置37℃、5%CO_2温箱中孵育2h。

4. 酶促反应　取出培养物，吸取各孔上清 100μl 于另一培养板孔中，置 37℃预温10min，每孔加入新鲜配制的 LDH 底物溶液 100μl，室温避光反应 10~15min。每孔加入1M 枸橼酸终止液 30μl，以终止酶促反应。结果计算：用酶标仪在 570nm 波长下读取各孔A 值，并计算 NK 细胞活性。

【实验结果】

按下式计算NK细胞毒指数：细胞毒指数(%) = $\dfrac{实验组A值-自然释放对照组A值}{最大释放对照组A值-自然释放对照组A值}$ ×100%。

正常参考值：55.35%±14.92%。

【注意事项】

（1）一般要求靶细胞的自然释放率＜10%。

（2）靶细胞和效应细胞必须新鲜，细胞存活率应＞95%。

（3）吸取细胞培养上清时，尽量勿吸动沉淀的细胞。

（4）比色时环境温度应保持恒定。

（5）LDH 基质液应临用前配制。

（6）在一定范围内，NK 细胞活性与效靶比值成正比。一般效靶比值不应超过 100∶1。

【思考题】

1. NK 细胞和 CTL 细胞杀伤靶细胞的特点有何异同？

2. 检测 NK 细胞和 CTL 细胞杀伤活性的方法各有哪些？哪些方法最常用？

实验三十七　吞噬细胞吞噬杀菌作用及溶菌酶的溶菌作用

病原微生物一旦突破体表防御屏障侵入机体，首先接触的是遍布全身的大、小吞噬细胞，它们分布于血液和组织中，并可在某些趋化因子的作用下被吸引至微生物侵入部位。吞噬细胞依据其形态大小分为两大类：一类是血液中的单核细胞及从血液游走到血管外并固定于各组织中的巨噬细胞，称为大吞噬细胞；另一类是血液中的中性粒细胞称为小吞噬细胞。它们是机体非特异性免疫的重要因素。溶菌酶主要是由吞噬细胞合成并分泌的一种碱性蛋白质，可水解革兰阳性细菌细胞壁的 β-1，4 糖苷键。

一、巨噬细胞的吞噬作用——大吞噬现象

【实验目的】

熟悉巨噬细胞吞噬功能的体外测定方法。

【实验原理】

当鸡红细胞注入小鼠腹腔内，巨噬细胞可借助细胞表面的免疫识别受体或直接吞噬鸡红细胞而将其消化，通过显微镜观察该吞噬现象，可了解巨噬细胞的吞噬功能。

【实验器材】

（1）体重 25g 左右的小鼠。

（2）5ml、1ml 无菌注射器，6 号、9 号针头，10ml 离心管，清洁载玻片，烧杯，解剖剪，眼科镊，湿盒，解剖板，图钉，37℃水浴箱。

（3）4%淀粉肉汤：称面粉 3g、可溶性淀粉 5g、加营养肉汤至 100ml，混匀，先微火加热，不断搅拌使成糊状。再高压灭菌。临用时，与无菌营养肉汤等量混合。

（4）D-Hank's 液（配方见附录）。

（5）生理盐水。

（6）2%鸡红细胞：无菌操作抽取鸡翅静脉血，抗凝，置于离心管中，用无菌生理盐水洗 3 次，最后 1 次离心 2000r/min，10min，按压积将鸡红细胞用 Hank's 液配成 2%浓度。

（7）瑞氏染色液（配制方法见附录）。

（8）pH6.4～6.8 磷酸盐缓冲液：20ml 1%Na_2HPO_4，30ml 1%KH_2PO_4，加蒸馏水至 1000ml，混匀。

【实验方法】

（1）实验前 3d 给小鼠腹腔内注射 1ml 4%淀粉肉汤。

（2）实验当天给小鼠腹腔内注射 Hank's 液 3～4ml，轻揉腹部，让小鼠活动 10min。

（3）眼球放血后颈椎脱白处死小鼠，并将小鼠钉在解剖板上。

（4）碘酒、乙酸消毒腹部皮肤，左手持镊提起腹中部，用解剖剪在皮肤上剪 5mm 长的小口，将皮肤朝头尾部方向剥开，暴露腹壁。

（5）用镊子提起腹壁，避开血管剪一小口，用 5ml 注射器（带 9 号针头）或毛细吸管吸取腹腔液滴于载片上，每片 2～3 滴，并滴加等量的 2%鸡红细胞悬液，充分混匀。

（6）将玻片置于湿盒内，放 37℃水浴箱内 35～45min，期间轻晃动玻片 2 次。

（7）取出后，将载玻片在生理盐水中漂洗 2 次，洗去未吸附在玻片上的细胞。待其自然干燥。

（8）用瑞氏染色液染色

1）于玻片上滴加瑞氏染色液数滴覆盖涂片，染色 1min。

2）滴加相当于染色液 1.5 倍量的 pH6.8 磷酸盐缓冲液（可用蒸馏水代替）于涂片上，轻摇玻片，混匀染色液，染 8～10min。

3）流水冲洗，印干后用油镜观察结果。

【实验结果】

因巨噬细胞为贴壁生长细胞，能黏附在清洁载玻片上，故经瑞特氏染色后，镜下可见巨噬细胞呈椭圆形、肾形或马蹄形，其核较大，染色质比较疏松，染成淡紫蓝色，细胞质染成浅灰蓝色，如有吞噬作用发生，可见巨噬细胞细胞质中有 1 个以上的有核鸡红细胞（图 3-10-5，见文后彩图 16）。如果吞噬的鸡红细胞较多，则巨噬细胞核被挤到一侧，其形态不典型。随机计数 100 个巨噬细胞，分别计数吞噬有鸡红细胞的巨噬细胞数和被吞噬的鸡红细胞总数。

巨噬细胞核大，呈椭圆形、肾形或马蹄形。核染色质比较疏松，染成淡紫色，细胞质染成浅灰蓝色。上图所示，在巨噬细胞细胞质中有 3 个鸡红细胞被吞噬。

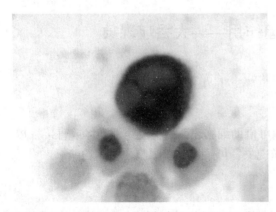

图 3-10-5 巨噬细胞吞噬鸡红细胞（大吞噬现象）

$$吞噬百分率 = \frac{吞噬鸡红细胞的巨噬细胞数}{100个巨噬细胞} \times 100\%$$

$$吞噬指数 = \frac{100个吞噬细胞中所吞噬的鸡红细胞数}{100个巨噬细胞} \times 100\%$$

此外，在计数时，应同时注意鸡红细胞被消化的程度，分为以下4级。

（1）Ⅰ级：未消化—细胞质浅红色或浅黄绿色、胞核浅紫红色。

（2）Ⅱ级：轻度消化—细胞质浅黄绿色；胞核固缩，染成紫蓝色。

（3）Ⅲ级：重度消化—细胞质淡染，胞核成浅灰黄色。

（4）Ⅳ级：完全消化—巨噬细胞内只见形状似红细胞大小的空泡，边缘整齐，胞核隐约可见。

吞噬百分率和吞噬指数增高，表明机体大吞噬细胞的吞噬能力强，反之则吞噬能力弱。

【注意事项】

（1）所用器材要干净。

（2）越接近涂片末梢细胞数越多，故计数时应取片子的前、中、后3段计数，以提高准确性。

（3）凡需要瑞特氏染色的涂片必须在空气中自然干燥后再染色，避免加热干燥。否则细胞因受热脱水而皱缩，影响吞噬现象的观察。

（4）各实验室要根据自己的条件建立正常参考值。

二、中性粒细胞的吞噬作用——小吞噬现象

（一）体外法

【实验目的】

熟悉体外细菌计数法测定中性粒细胞吞噬功能的方法。

【实验原理】

血液内的中性粒细胞与可被吞噬而又易于计数的颗粒物质（如葡萄球菌）混合，孵育一定时间后，颗粒物质被中性粒细胞吞噬。根据吞噬率和吞噬指数可反映中性粒细胞的吞噬功能。

【实验器材】

（1）抗凝剂：3.8%枸橼酸钠。

（2）白色葡萄球菌孵育18h肉汤培养物（10亿/ml）。

（3）清洁载玻片、无菌注射器（1ml）、6号针头、9号针头及无菌肉汤。

（4）瑞氏染色液、pH6.8磷酸盐缓冲液（或蒸馏水）。

【实验方法】

（1）白色葡萄球菌孵育18h肉汤培养物（10亿/毫升），加热100℃，15min，4℃备用。

（2）自静脉采血0.2ml，置于含3.8%枸橼酸钠0.2ml的小试管中，混匀，防止凝血（或选一位同学静脉采血4ml，分别加入含2ml 3.8%枸橼酸钠的2支试管中各2ml，混匀，供全小班使用）。

（3）取葡萄球菌菌液0.1ml，加入上述血液中，混匀（或在上述2支试管中各加入葡萄球菌菌液1ml，混匀）。

（4）37℃水浴静置孵育 30min。

（5）取出试管，用毛细管吸取白细胞层（即沉淀红细胞的表层），制成血膜，自然干燥。

（6）瑞氏染色

1）于玻片上滴加瑞氏染液数滴覆盖血膜涂层，染色 1min。

2）滴加与染色液等量的蒸馏水（或 pH6.8 磷酸盐缓冲液）于涂片上，轻摇玻片，混匀染色液，染 3～5min。

3）流水缓慢冲洗，吸水纸印干后用油镜观察。

小吞噬试验操作流程：静脉采血 4ml →加入 2 支含枸橼酸钠抗凝管各 2ml，混匀→每支试管加入葡萄球菌菌液 1ml，混匀 →37℃水浴/培养箱孵育 30min →吸取白细胞层（沉淀红细胞的表层）→推玻片制成血膜，自然干燥→滴加瑞氏染液覆盖涂片染 1min →加等量蒸馏水混匀，染 3～5min →水洗，印干，油镜观察。

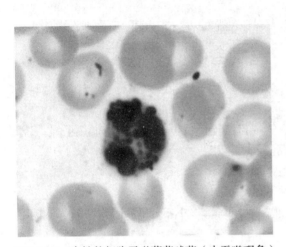

图 3-10-6　中性粒细胞吞噬葡萄球菌（小吞噬现象）

【实验结果】

中性粒细胞的细胞核染成深紫红色，核分 2～5 叶，细胞质染成淡粉红色，白色葡萄球菌染成深紫色（图 3-10-6，见文后彩图 17）。随机计数 100 个中性粒细胞，分别计数吞噬有细菌的吞噬细胞数和所吞噬的细菌总数，分别计算出吞噬百分率和吞噬指数。

计算公式：$吞噬百分率 = \dfrac{吞噬细菌的中性粒细胞数}{100 个中性粒细胞} \times 100\%$，

$$吞噬指数 = \dfrac{100 个中性粒细胞中所吞噬的细菌数}{100 个巨噬细胞} \times 100\%。$$

正常情况下，对大肠埃希菌的吞噬率约为 90%，对葡萄球菌的吞噬率约为 85%。

【注意事项】

（1）所用器材要干净。

（2）越接近涂片末梢细胞数越多，故计数时应取片子的前、中、后 3 段计数，以提高准确性。

（3）凡需要瑞特氏染色的涂片必须在空气中自然干燥后再染色，避免加热干燥。否则细胞因受热脱水而皱缩，影响吞噬现象的观察。

（4）葡萄球菌菌液的浓度可能会影响到吞噬百分率和吞噬指数；此外，也与受试者本身的免疫状况有关。

（二）体内法

【实验目的】

熟悉体内细菌计数法测定中性粒细胞吞噬功能的测定方法。

【实验原理】

小鼠腹腔内的中性粒细胞通过趋化、调理、吞入、杀伤和消化等步骤，清除病原体及衰老、死亡的细胞。吞噬功能测定可辅助确定吞噬功能缺陷。

【实验器材】

（1）白色葡萄球菌菌液：将白色葡萄球菌接种于营养琼脂斜面上，培养 18～24h，用无菌生理盐水洗下培养物，经 mafaland 比浊法配成 3×10^8 个细菌/ml 的悬液备用。

（2）清洁载玻片、无菌注射器（1ml）及 6 号针头、9 号针头。

（3）无菌肉汤。

（4）小鼠（雌雄随机）：体重 25g 左右。

（5）瑞氏染色液（配制见附录），pH6.8 PBS（或蒸馏水）。

【实验方法】

（1）于实验前 1h 给小鼠腹腔内注射 1ml 肉汤，诱导浆液渗出。

（2）用带 6 号针头的注射器向小鼠腹腔内注射白色葡萄球菌菌液 lml，让小鼠活动。

（3）分别在注射菌液 30～45min 后按前述方法处死并剖开小鼠并用带 9 号针头的注射器或毛细吸管抽取腹腔液涂片，自然干燥。

（4）瑞特氏染色后，油镜观察。

【实验结果】

同体外法。

【注意事项】

同体外法。

三、中性粒细胞的杀菌功能测定——硝基蓝四氮唑还原试验

【实验目的】

掌握 NBT 还原试验测定中性粒细胞杀菌功能的原理和方法。

【实验原理】

中性粒细胞在杀菌过程中能量消耗剧增，耗氧量增加，葡萄糖-6-磷酸旁路代谢的活力增强，此时如加入 NBT，葡萄糖分解的中间产物 6-磷酸葡萄糖氧化所脱的氢可被 NBT 接受，NBT 被还原，从淡黄色变成蓝黑色，以点状或斑块状颗粒沉积于细胞质中，这种细胞称为 NBT 阳性细胞。镜下检查 NBT 阳性细胞数量便可推知中性粒细胞的功能，临床上也可做慢性肉芽肿等吞噬细胞功能缺陷病的辅助诊断指标。

【实验器材】

（1）清洁小试管（12 mm×100mm）、载玻片、毛细吸管。

（2）肝素抗凝的人外周血。

（3）生理盐水。

（4）NBT 试剂：0.28%NBT 生理盐水溶液 0.6ml、牛血清 0.5ml、生理盐水、0.3ml 的混合液。

（5）瑞特氏染色液。

（6）37℃水浴箱等。

【实验方法】

（1）滴加 1 滴肝素抗凝的人血标本于清洁载玻片上，湿盒内放置 10min，在此期间中性粒细胞可黏附在载玻片上。

（2）用生理盐水轻轻冲洗玻片，冲去未黏附的细胞，并用吸水纸吸去多余的水分。

（3）标本上加 1 滴 NBT 试剂，放湿盒内于 37℃水浴反应 20min。取出载玻片，自然干燥。

（4）瑞特氏染色，油镜镜检。

【实验结果】

中性粒细胞细胞质中出现点状或块状蓝黑色沉淀物的为 NBT 阳性细胞。计数 100 个中性粒细胞，求出 NBT 阳性细胞百分率。百分率愈高，表明中性粒细胞的吞噬功能越强。正常 NTB 阳性率低于 10%。阳性细胞百分率可作为区别细菌性与病毒性感染的指标之一，当机体受细菌感染时，NBT 阳性细胞增多，受病毒感染时，NBT 反应一般正常。

【注意事项】

（1）在吞噬试验过程中玻片不能干，否则吞噬作用将不能进行。

（2）在染色前，玻片上的标本一定要自然干燥，不宜加热烘干，否则细胞会固缩而影响细胞形态。

（3）瑞特氏染色时染液与磷酸盐缓冲液的比例一定要合适。

（4）NBT 染液用前要过滤，不要残留颗粒。

（5）所用玻片必须干净，以避免玻璃表面杂质参与 NBT 的还原作用。

【思考题】

1. 为什么说吞噬细胞是机体抗感染的重要防线?如果吞噬功能丧失，对机体会有什么影响?

2. 吞噬百分率与吞噬指数有何异同?

3. 小吞噬实验与 NBT 还原试验意义上有什么区别?

4. 为何 NBT 还原试验可以区别受试者是受细菌感染还是受病毒感染?

四、溶菌酶的溶菌作用

【实验目的】

掌握溶菌酶杀菌的机制，了解溶菌酶的来源及杀菌试验方法。

【实验原理】

溶菌酶主要是由吞噬细胞合成并分泌的一种分子量约为 14.7kDa 的碱性蛋白质，属乙酰氨基多糖酶，不耐热。由于它的高等电点（pI=11.0），能与细菌牢固结合，从而水解细菌细胞壁肽聚糖，使细菌死亡或裂解，主要作用于革兰阳性细菌，溶菌酶还有激活补体和促吞噬作用。

溶菌酶广泛存在于机体的泪液、唾液、痰、鼻腔分泌物及血清等体液中，检测体液溶菌酶水平在一定程度上反映单核巨噬细胞系统的功能状态。

溶菌酶的溶菌活性可通过对革兰阳性微球菌（micrococus lysodeikticus）的裂解作用进行测定。本实验介绍纸片法进行唾液溶菌酶溶菌活性的测定。

【实验器材】

（1）无菌 pH6.4、1/15mol/L PBS，5N KOH 溶液，溶菌酶标准品。

（2）微球菌普通琼脂斜面 26～36h 培养物。

（3）受检者唾液。

（4）3%琼脂（用 pH6.4、1/15mol/L PBS 配制）。

（5）lml、5ml 无菌吸管，无菌毛细吸管，平皿，无菌滤纸片（直径 4mm），塑料小杯，小镊子等。

【实验方法】

（1）含微球菌琼脂平板的制备：取无菌溶化的 3%琼脂 10ml，待冷至 60～70℃时加入 5ml 预热的微球菌菌液，迅速混匀，倾注于无菌平皿内，平放待凝。

（2）收集唾液标本置于塑料小杯内。

（3）溶菌酶标准品的配制：称取溶菌酶干粉 5mg，使其溶解于 0.15mol/L pH6.4 磷酸盐缓冲液 5ml 内，即获 1000μg/ml 溶菌酶溶液。然后将其作 1∶5、1∶10、1∶20、1∶40 和 1∶80 倍比稀释，成为每毫升含 200μg、100μg、50μg、25μg 和 12.5μg 的标准溶菌酶液。

（4）取滤纸片分别于标准溶菌酶液，待检标本（唾液）和生理盐水（阴性对照）中浸透。

（5）用记号笔在含微球菌的琼脂平板底面先做好标记，再用小镊子分别夹取含不同浓度溶菌酶的滤纸片及含待测标本或对照的纸片，小心平贴于琼脂表面。

（6）置平板于 37℃温箱 18～24h 后观察结果。

【实验结果】

观察滤纸片周围是否出现透明的溶菌环。如有，用游标尺测量溶菌环直径。以标准品溶菌酶的浓度为横坐标，相应浓度溶菌环直径的均值为纵坐标，在半对数坐标纸上绘制标准曲线。并根据检测样品的溶菌环直径，从标准曲线上找出其相应溶菌酶浓度，乘以样品的稀释倍数，则可对标本中所含溶菌酶做定量测定。

【注意事项】

（1）滤纸片应浸有足够的标准品或样品，但它们不能成滴溢出。

（2）最好在每个琼脂平板上都放有不同浓度的标准品滤纸片，可以尽量减少平板间的结果误差。

【思考题】

1. 溶菌酶的溶菌作用有何生物学意义？

2. 为什么要对溶菌酶进行定量测定？

实验三十八　白细胞介素-2 的活性测定

细胞因子（cytokine）是由活化的免疫细胞和某些基质细胞分泌的具有生物活性的小分子蛋白物质的统称，在免疫调节、炎症应答、肿瘤转移等生理和病理过程中起重要作用。细胞因子的检测不仅是基础免疫研究的有效手段，同时在临床疾病诊断、致病机制、疗效判断及细胞因子治疗监测方面具有重要价值。

目前，细胞因子测定方法主要有①生物学活性检测法：根据细胞因子对特定的依赖性细胞株（即靶细胞）的促增殖作用，通过检测增殖细胞的 DNA 合成或酶活性，推算出细胞因子的活性单位。此法较敏感、可靠，应用最广，但需要培养特定的靶细胞，检测耗时长，影响因素多。②免疫学检测法：细胞因子具有较强的抗原性，可用特异性抗体，采用 ELISA、RIA 及免疫印迹法等敏感方法检测。此法较简单、迅速、重复性好，但所测定的只代表相应细胞因子的量而不代表活性。③分子生物学方法：常用斑点杂交、Northern blot、RT-PCR、细胞或组织原位杂交、荧光定量 PCR 等方法。此法只能检测基因表达情况，不能直接提供有关因子的浓度及活性等资料，主要用于机制探讨。

以下介绍 ^{3}H-TdR 掺入法和 MTT 法检测白细胞介素 2（interleukin 2，IL-2）的生物学活性。

一、^{3}H-TdR 掺入法

【实验目的】

掌握 ^{3}H-TdR 掺入法检测 IL-2 的原理和操作步骤。

【实验原理】

IL-2 主要由活化 Th1 细胞产生，是 T 细胞进行克隆扩增及维持 T 细胞在体外生长所必需的一种重要的细胞因子。检测 IL-2 活性的原理：由于 T 淋巴细胞在体外必须有 IL-2 才能生长，故可选用对 IL-2 呈依赖性的 T 淋巴细胞株[如 CTLL-2（cytotoxic T-lymphcayte line2）]进行检测。在 CTLL-2 培养过程中，加入待测标本（如用 PHA 刺激的 PBMC 培养上清液），如果 CTLL-2 得以生长，表明待测标本中含 IL-2。且 CTLL-2 对 IL-2 的需求，在一定范围内呈剂量依赖性，因此，可以根据 CTLL-2 细胞生长的程度，对 IL-2 活性定量测定。

CTLL-2 是来源于 C_{57}BL/6 小鼠的细胞毒 T 细胞系，对 IL-2 有依赖的特性，即只能在有 IL-2 存在的培养基中才能生长，因此可作为指示细胞来测定待检样品中 IL-2 的水平。除 CTLL-2 外，丝裂原活化的 T 淋巴母细胞和小鼠胸腺细胞亦可作为检测 IL-2 活性的指示细胞。

【实验器材】

（1）检测细胞：CTLL-2（1 株小鼠来源的 IL-2 依赖细胞株）。

（2）待测 IL-2 样品：用 PHA 刺激的 PBMC 培养上清液。

（3）已知活性为 100u/ml 的 IL-2 标准品，10%FCS RPMI-1640。

（4）浓度为 1mci/ml 的 ^{3}H 标记的胸腺嘧啶核苷（^{3}H-TdR）。

（5）微量细胞收集仪、液体闪烁计数器。

（6）PPO（2，5-二苯基恶唑，2，5-dipheny loxazole）、POPOP[1，4 双（2'-c5'苯基恶唑）苯，1，4-di-（2'-c5'-phenyloxazolyl）-benzene]、二甲苯。

【实验方法】

1. IL-2 的诱生

（1）常规分离 PBMC，用含 10%FCS R/MINI 1640 液调整细胞浓度至 1×10^6/ml。

（2）细胞悬液加入 24 孔培养板，1ml/孔，加入 PHA 125μg/孔，37℃ CO_2 培养箱培养48h。

（3）离心 2000r/min，20min，收集上清液，–20℃冻存待检。

2. IL-2 活性的测定

（1）制备 CTLL-2 细胞悬液：收集生长良好的 CTLL-2 细胞，1500r/min，5min，用 10%FCS RPMI-1640 洗涤细胞两次，制成细胞悬液。取 1 滴用 0.5%台盼蓝染色检测细胞活力（应在 95%以上）。调整细胞浓度至 1×10^5/ml。

（2）加样：将标准品和待测样品分别做倍比稀释。按每孔 100μl 加入 96 孔平底培养板中，每个稀释度各加 3 个复孔。然后，每孔加入 CTLL-2 细胞悬液 100μl。另设 3 个对照孔，只加 100μl 细胞和 100μl 培养液，不加 IL-2。加样后，培养板置 37℃5%CO$_2$ 培养箱中孵育 24h。

（3）同位素的掺入及计数：在培养终止前 6～10h 加入同位素，每孔加入 1μci ^{3}HTdR。培养结束后立即用微量细胞收集仪收集细胞。液体闪烁计数测定每管的 cpm 值。

【实验结果】

$$IL-2活性（u/ml）= \frac{待测样品cpm最大值50\%所需稀释度}{标准品cpm最大值50\%所需稀释度} \times 标准品活性。$$

^{3}H-TdR 掺入法测得各孔 cpm 值后，可计算 IL-2 的活性单位。首先计算出细胞增殖强度 R（R 为 IL-2 孔的 cpm 值），不同 IL-2 稀释度时的 R 值不同。以 IL-2 稀释度为横坐标，R 值为纵坐标，绘制出两者的关系曲线，由曲线查得最大 R 值。然后找出 50%最大 R 值相应的 IL-2 稀释度，称为 1 个 IL-2 活性单位。

例如，IL-2 检测样品的一个活性单位为 1：32，则此样品中含 IL-2 的浓度为 32u/ml。若与已知单位的 IL-2 标准品比较，即可计算出样品的标准单位。假设 IL-2 标准品为 50μg/ml，在本次试验测得 50%最大 R 值为 1：40；待测样品的 50%最大 R 值为 1：32，则其 IL-2 的标准单位数（N）可由下式计算。

$$N = 50μg/ml \times（32/40）$$

【注意事项】

（1）CTLL-2 在体外长期维持培养比较困难，若条件不具备，可改用 ConA 激活小鼠胸腺细胞作为检测细胞，方法类似。

（2）待测 IL-2 粗样品中常含低分子量的抑制因子，可经透析后再检测，以提高结果的准确性。

（3）检测 IL-2 活性前需充分洗涤 CTLL-2 细胞，目的是除去残留的 IL-2，以免干扰检测结果。但操作必须轻柔，离心速度不宜过高。

（4）加入 ^{3}HTdR 的最适时机是阴性对照细胞趋于全部死亡。

（5）CTLL-2 细胞冻存后复苏较困难，用含丝裂原的培养基长期培养易发生变异。

（6）避免同位素污染。

（7）加入标准 IL-2 或待检样品时，按从低浓度到高浓度顺序加入。

【思考题】

1. IL-2 主要由何种细胞产生?检测 IL-2 的活性有何实际意义?

2. 为什么说 CTLL-2 细胞在体外长期维持培养比较困难?

3. 简要说明 IL-2 的诱生过程及其主要生物学作用。

二、MTT 比色法

【实验目的】

掌握 MTT 比色法检测 IL-2 的原理和操作步骤。

【实验原理】

IL-2 是主要由 Th 细胞产生的一种细胞因子，在淋巴细胞增殖分化过程中起着非常重要的作用，而且能维持 T 细胞在体外长期生长。MTT 比色法的原理是以 DNA 合成酶活性为指标，检测 IL-2 的活性。CTLL-2 是一株 IL-2 依赖性 T 淋巴细胞株，只有在 IL-2 存在的条件下，CTLL-2 才能增殖、分裂。细胞增殖活跃时线粒体中琥珀酸脱氢酶活性增加，该酶能使黄色的 MTT 氧化后形成蓝色结晶状颗粒甲瓒，蓝色甲瓒颗粒的量与 IL-2 活性水平成正比，通过比色法进行定量。

MTT 比色法具有简单、快速、敏感的特点，在掌握良好的试验条件下，其敏感性可接近 ^{3}HTdR 掺入法，且无同位素污染。

【实验器材】

（1）PRMI 1640 细胞培养液：内含 2mol/L 谷氨酰胺，25mol/L HEPES，青霉素 100u/ml，链霉素 100u/ml 及 10%灭活小牛血清。

（2）PBS-G：含 0.5%葡萄糖的 PBS 0.02mol/L，pH7.2。

（3）MTT：3-[4，5-Dimethythiajol-2yl]-2，5-diphenyl tetrajolium bronide，中文名为 3-（4'，5'-二甲噻唑-乙基）-2，4-二苯四唑嗅盐，用 PBS-G 配成 1mg/ml 使用液，4℃避光。

（4）DMSO（二甲基亚砜）。

（5）IL-2 标准品：活性为 500u/ml。

（6）CTLL-2：一株来源于小鼠的 IL-2 依赖细胞株。

【实验方法】

1. IL-2 的诱生　其同 ^{3}H-TdR 掺入法。

2. IL-2 活性的测定

（1）制备 CTLL-2 细胞悬液：收集生长良好的 CTLL-2 细胞，用 RPMI-1640 细胞培养液洗涤细胞两次，1500r/min，5min。然后制成细胞悬液，用 0.5%台盼蓝液染色检测细胞存活率（应在 95%以上），调整细胞浓度至 $1×10^5$/ml。

（2）加样：将标准品及待测样品做倍比稀释，按每孔 100μl 加入 96 孔平底细胞培养板中，每个稀释度 3 个复孔。然后，每孔加 CTLL-2 细胞悬液 100μl。另设 3 个对照孔，只加 100μl 细胞和 100μl 培养液，37℃5%CO$_2$ 条件下培养 32～40h。轻轻吸弃上清液 100μl，加入 MTT 溶液（1mg/ml）50μl。于振荡器上振荡 1min，放置 37℃、5%CO$_2$ 孵育箱内反应 2h。取出培养板，2000r/min，5min，吸弃上清液，每孔加入 DMS0 120μl，振荡 30s 后，在酶标仪 540nm 处读取 A 值。

【实验结果】

计算公式：$IL-2 活性（u/ml）=\dfrac{待测样品A值最大值的50\%所需稀释度}{标准品A值最大值的50\%所需稀释度}×标准品活性$。

【注意事项】

（1）检测 IL-2 活性前需充分洗涤 CTLL-2 细胞，目的是除去残留的 IL-2，以免干扰检测结果。但操作必须轻柔，离心速度不宜过高。

（2）具体计算方法可参照 ^{3}HTdR 掺入法的结果计算举例。

【思考题】

1. 试述 MTT 比色法和 ^{3}HTdR 掺入法检测 IL-2 活性的优缺点。

2. MTT 比色法检测 IL-2 活性的原理是什么？可否把 MTT 比色法用于淋巴细胞转化试验？

3. 检测 IL-2 的生物活性与采用 ELISA 法检测血清中 IL-2 水平的临床意义有何不同？

实验三十九　肿瘤坏死因子的生物学活性测定

肿瘤坏死因子（tumor necrosis factor，TNF）有α和β两种类型，TNF-α主要由单核/巨噬细胞产生，TNF-β主要由活化的淋巴细胞产生。TNF 具有直接导致某些肿瘤细胞死亡、抗病毒及诱导 MHC 分子表达、刺激单核/巨噬细胞前体细胞分化及多种细胞因子（如 IL-1，IL-2、IL-6 等）合成和分泌等生物学活性。检测 TNF 常用同位素掺入法、染料摄入法与MTT 比色法。本实验以 MTT 比色法为例介绍分泌型 TNF 的生物学活性检测。

【实验目的】

掌握 MTT 比色法检测 TNF-α 的原理和操作步骤。

【实验原理】

活细胞胞内线粒体琥珀酸脱氢酶能将 MTT 由黄色还原为蓝色的甲䐶，后者溶于有机溶剂（如盐酸-异丙醇等），甲䐶产量与细胞活性成正比。当 TNF-a 杀伤肿瘤靶细胞（L929）后，使其增殖活性降低，线粒体琥珀酸脱氢酶还原 MTT 成甲䐶能力减低，根据甲䐶 A 值的大小计算 L929 细胞死亡情况而间接反中映 TNF-a 的活性。

【实验器材】

（1）L929 细胞株。

（2）TNF 待测样品。

（3）0.5%MTT（按 5mg/ml 溶于 pH7.2、0.01mol/L PBS 中，溶解后过滤除菌避光保存，不超过 2w）。

（4）放线菌素 D，储存液浓度为 100mg/ml。

（5）异戊醇/HCl（0.04mol/L HCl 溶于异戊醇中）。

（6）96 孔培养板、移液器、空气净化无菌操作台、细胞培养箱、酶标仪等。

【实验方法】

（1）取对数生长期的 L929 细胞，以 0.01%胰蛋白酶消化用培养液调整细胞浓度至 2×10^5/ml。

（2）取 96 孔培养板，每孔加入 100μl 细胞悬液，置 37℃，5%CO_2 温箱孵育 24h。

（3）吸去细胞培养上清，每孔分别加入 100μl TNF 倍比稀释样品，各设双复孔，阴性对照孔加培养液，并设空白对照组。同时向各孔加入放线菌素 D（终浓度 0.5～1.0μg/ml），37℃下培养 12～14h。

（4）弃去上清，以 0.01mol/L PBS（pH7.2）洗涤细胞 2 次。

（5）每孔分别先后加入 10μl 0.5%MTT 和 100μl 培养液继续孵育 3h。

（6）离心弃上清，每孔加入异戊醇/HCl 100μl 混匀，室温放置数分钟后，以测定波长 630nm，参数波长 570nm 测定波长 A 值。

【实验结果】

$$细胞毒性（\%）=1-实验孔 A 值/对照孔 A 值$$

【注意事项】

（1）L929 细胞不宜生长过密，浓度控制在（1.5～2.5）×10^5/ml。

（2）掌握好加 MTT 时间，最好在加 TNF 的孔中细胞出现明显病变而对照孔细胞生长良好时加。

（3）加入酸化异丙醇后要充分摇匀，测定 A 值在加入后 1h 内完成。

【思考题】

1. TNF 有哪些类型？分别由什么细胞生产？

2. MTT 比色法检测分泌型 TNF 的生物学活性的原理是什么？

（曾铁兵　陆春雪　陈超群）

第十一章 体液免疫实验

由 B 细胞介导的免疫应答称为体液免疫。检测体液免疫功能的技术分为体外检测和体内检测。体外体液免疫检测法包括抗原抗体反应、体液中各种可溶性免疫因子测定，体内检测为体液免疫测定技术。在抗原抗体体外反应中，由于抗体主要存在于血清中，检测时需要自血液中分离出血清作为标本（待检材料），故体外的抗原抗体反应又名血清学试验。抗原与抗体反应具有高度特异性（专一性、针对性），因此只要其中的一种为已知，即可检测另一方，广泛用于各类微生物抗原或其抗体、其他蛋白质抗原或其抗体的检测。虽然现有更为灵敏快速的方法和自动化检测仪器，但血清学技术仍然是免疫学检验技术的基础与核心。血清学技术的第一步是获得高纯度、强特异性的抗原或抗体。

实验四十 抗血清（多克隆抗体）的制备

抗体是 B 细胞接受抗原刺激后增殖分化为浆细胞所产生的特异性免疫球蛋白，是介导体液免疫的重要效应分子，也是免疫学实验中常用的试剂，目前已广泛应用于各种免疫学诊断。人工制备的特异性抗体有多克隆抗体、单克隆抗体和基因工程抗体等。针对某种抗原制备特异性抗血清是免疫学的基本技术之一，在免疫血清制备过程中，由于抗原分子具有多种抗原决定簇，可分别激活具有不同抗原识别受体的 B 细胞产生相应的抗体，即多克隆抗体（polyclonal antibody）。免疫血清的效价高低取决于抗原的免疫原性。如以免疫原性强的抗原刺激高应答性的机体，常可获得高效价的免疫血清。而使用免疫原性弱的抗原免疫时，则需同时加用佐剂以增强抗原的免疫原性。此外，免疫血清效价亦与抗原的纯度、剂量、免疫次数、进入机体的途径及两次免疫的间隔时间等密切相关。

一、免疫动物的选择

选择合适的动物进行免疫极为重要，除了要求动物健康外，还应考虑以下两个因素。

（1）抗原与免疫动物的种属差异：越远越好，亲缘关系太近不易产生免疫应答（如兔-大鼠之间，鸡-鸭之间）。

（2）抗血清量的需要：大动物如马、骡等可获得大量血清（1 头成年马反复采血可获得 10 000ml 以上的抗血清）；但有时需要抗体的量不是很多，选用家兔或豚鼠即可。

二、免 疫 程 序

抗原注射途径可根据不同抗原及实验要求，选择不同的动物，采用皮内、皮下、肌肉、静脉、腹腔等不同途径进行免疫。颗粒性抗原免疫原性较强，不加佐剂直接免疫，而可溶性抗原免疫原性弱，常需与佐剂混合后注射。一般在第 1 次免疫后间隔 2～3w 进行第 2 次免疫及重复加强免疫。完成免疫程序后，先取少量血清测试抗体效价，达到要求后收集动物血液并分离血清。

三、免 疫 佐 剂

免疫佐剂是指能够增强免疫应答或改变免疫应答类型的物质，应用时可与抗原同时或预先注射于机体。应用佐剂的目的是为了提高抗原对机体的免疫原性，从而提高抗体的效价。颗粒性抗原（如细菌、细胞）因具有较强的免疫原性，一般情况下不使用佐剂即可取得较好的免疫效果；对于可溶性大分子量的蛋白质免疫原、人工抗原，初次免疫时必须使用佐剂才能取得较好的免疫效果。

1. 佐剂的种类　佐剂主要可分为 5 类（见第一篇/第四章/实验十四）。

一般首次注射时用 1/2 体积 CFA 加上 1/2 体积的抗原进行乳化，第 2 次或第 3 次注射时用 IFA 或不用佐剂。佐剂能增强动物的免疫应答，但是多次注射可能会发生佐剂病。

2. 佐剂的作用机制

（1）改变抗原物理性状，延缓抗原物质的降解与排除，延长了抗原的作用时间。

（2）增加抗原的表面积，使抗原易于被巨噬细胞吞噬；提高吞噬细胞对抗原的处理和提呈能力。

（3）刺激单核-巨噬细胞活化，释放细胞因子调节和增强淋巴细胞免疫应答能力。

（4）刺激淋巴细胞增殖分化，从而增强和扩大免疫应答能力。

四、实　　例

分别以伤寒沙门菌 H 抗原和 O 抗原、SRBC 和人全血清为免疫原，以家兔为免疫动物，制备兔抗伤寒沙门菌、兔抗 SRBC 和兔抗人血清的免疫血清。

（一）伤寒沙门菌抗血清的制备

【实验目的】

初步学会免疫原和佐剂的制作及免疫血清制备的基本方法，了解其意义和应用；熟悉动物实验的基本知识。

【实验原理】

伤寒沙门菌 H 抗原为鞭毛抗原，属鞭毛蛋白质，不稳定，可经甲醛固定；O 抗原为菌体抗原，属细胞壁脂多糖，性质稳定、耐热，可用加热的方法获得。将制备好的 H、O 抗原分别免疫健康家兔，家兔体内可产生高效价的抗 H 抗体和抗 O 抗体，并主要存在于兔血清中。

【实验器材】

（1）菌株：伤寒沙门菌标准菌株（H_{901}）、伤寒沙门菌标准菌株（O_{901}）。

（2）培养基：普通琼脂平板、普通琼脂斜面培养基、肉汤培养基。

（3）生理盐水、0.4%甲醛生理盐水、37℃水浴箱、恒温培养箱。

（4）无菌三角瓶、试管、刻度吸管、水平离心机、接种环、酒精灯、Brown 氏标准比浊管。

（5）健康家兔（体重为 2～2.5kg）。

（6）无菌注射器（2ml）、5 号针头、2%碘酒、75%乙醇、无菌棉签等。

【实验方法】

1. 制备伤寒沙门菌 H 抗原

（1）接种经鉴定的伤寒沙门菌 H_{901} 菌株至普通琼脂平板内，37℃培养 16～24h，挑选典型光滑型菌落转种至普通琼脂斜面，37℃培养 18～24h。

（2）加 5ml 无菌肉汤至接种有细菌的普通琼脂斜面上，静置 5～10min，搓动试管，制成细菌悬液。

（3）将细菌悬液种于 15cm 琼脂平板内，尽量铺平于培养基表面（可用涂布棒涂布），37℃培养 16～24h。

（4）用适量无菌 0.4%甲醛生理盐水冲洗刮取菌苔，移入无菌三角瓶内，置 37℃水浴 24h，固定杀菌。

（5）取少许经甲醛生理盐水处理的菌液接种肉汤培养基做无菌试验。无菌生长者用无菌生理盐水稀释至 5 亿～10 亿菌/毫升（用 Brown 氏标准比浊管测定），即获得伤寒沙门菌 H 抗原，4℃保存备用。

2. 制备伤寒沙门菌 O 抗原　采用经鉴定的伤寒沙门菌 O_{901} 菌株，方法同上。收获细菌时，取出大平皿，用适量生理盐水冲洗刮下菌苔，移入无菌三角瓶，100℃水浴 2h 杀菌（或用 0.5%苯酚盐水冲洗刮下菌苔，置 37℃水浴过夜杀菌）。做无菌试验合格后，用生理盐水稀释成 5 亿～10 亿菌/毫升，加入苯酚至终浓度为 5%即成 O 抗原菌液。4℃保存备用。

3. 动物选择　本实验选用家兔较合适。选好动物后，检测其体内是否含有天然抗体（取兔耳缘静脉血，分离血清，分别与伤寒沙门菌 H 和 O 抗原做试管凝集反应），只选择不含伤寒沙门菌 H 和 O 抗原天然抗体的家兔进行免疫。最后，将家兔随机分为 2 组，做好标记。

4. 免疫方法　免疫前，用生理盐水将伤寒沙门菌 H 和 O 抗原洗涤 3 遍，然后稀释至 9 亿/ml。兔耳缘经碘酒和乙醇消毒后，从耳缘静脉注射抗原（分 H 抗原和 O 抗原两组），按表 3-11-1 进行。

5. 检测血清效价　末次注射后 7～10d，抽兔耳静脉血 1ml，分离血清与相应的抗原做试管凝集反应，若血清效价大于 1：1280，即可收获血清。若效价偏低，再用相应抗原 3ml 加强免疫 1～2 次，可使抗体效价明显升高。

表 3-11-1　制备伤寒诊断血清的免疫程序

	免疫日程（d）					
	1	2	3	4	5	6
注射剂量（ml）	0.1	0.2	0.5	1.0	2.0	2.0

6. 收集血清　试血合格后，经颈动脉或心脏采血，置于干燥无菌的三角瓶内，37℃ 30min，再置 4℃冰箱，使血清析出，吸出血清成分以 2000r/min 离心 20min，弃红细胞；检测凝集效价后，适量分装，–20℃冻存备用，也可加入 0.01%的叠氮钠（NaN_3）防腐。

【注意事项】

（1）选择动物时，动物种系与抗原来源的差异越远越好；动物应健康，处于青壮年时期，无特殊要求时最好为雄性。因有个体差异，故每种抗原最好免疫 2~3 只动物。

（2）本实验每个步骤都必须严格执行无菌操作，防止抗原的污染。

（3）菌液浓度可用比浊法调整。

【思考题】

1. 免疫血清制备的原理是什么？

2. 试述免疫血清的应用。

3. 为什么制备 H 抗原的伤寒菌液要用 0.4%甲醛生理盐水处理？

（二）溶血素的制备方法

【实验目的】

熟悉细胞类抗原制备多克隆抗体的原理和方法。

【实验原理】

SRBC 对家兔、小鼠等动物属于异种抗原。用 SRBC 悬液免疫家兔，家兔可针对 SRBC 的刺激产生体液免疫应答，合成和分泌大量抗 SRBC 抗体，主要存在于被免疫家兔的血清中。

在试管内抗 SRBC 抗体与 SRBC 可发生结合，加入补体后，在一定条件下，经一定时间会导致 SRBC 的溶解，故抗 SRBC 抗体又称为溶血素。

【实验材料】

（1）健康绵羊与健康家兔。

（2）采血器材：无菌注射器（50ml 或 100ml）、16 号针头、剪刀、止血带、酒精灯、无菌棉球、2.5%碘酒、75%乙酸等。

（3）无菌三角瓶（内装阿氏红细胞保存液）、无菌离心管和吸管、橡皮乳头、血球计数器等。

（4）无菌生理盐水、水平离心机。

【实验方法】

1. 制备绵羊红细胞悬液

（1）用带子交叉捆住绵羊四肢，使其侧卧于地。剪去颈部部分毛，用止血带扎住颈部，确定颈静脉。

（2）用 2.5%碘酒和 75%乙醇消毒绵羊皮肤及采血者手指，持注射器，与颈静脉呈 30°，从头部向躯干方向进针，缓慢抽动针芯，观察是否进入静脉。一旦抽出血液，即固定注射器，抽取 50~80ml 血液，迅速注入含阿氏红细胞保存液的三角瓶内，立即混匀，4 冰箱保存备用。

（3）取适量脱纤维羊血于离心管内，2000 r/min 离心 5 min，吸弃上清及红细胞沉积物表面的白膜，加适量无菌生理盐水，毛细吸管吹吸几次以混匀，再离心弃上清，重复 3 次。

（4）最后一次 2000 r/min 离心 10min，根据红细胞比容，用生理盐水配成 10%SRBC 悬液。

（5）取少许 10%红细胞悬液再稀释 200 倍，血球计数板计数后，配成 2.0×10^8 个细胞/ml。

2. 免疫方法　免疫程序见表 3-11-2。

表 3-11-2　兔抗 SRBC 抗体制备免疫程序

免疫日程（d）	1	3	5	7	9	12	15	20
注射剂量（ml）	0.5	1.0	1.5	2.0	2.5	2.0	2.0	—
注射途径	皮下	皮下	皮下	皮下	皮下	静脉	静脉	试血

3. 收获溶血素　免疫注射第 20d 试血，溶血效价达 1：2000 以上时，收获血清，用 0.01% 叠氮钠防腐，4℃保存备用。

【注意事项】

（1）制备压积红细胞时，应无菌操作，避免剧烈振荡；试管应洗涤洁净，充分干燥，以免发生溶血。

（2）在大量收集溶血素之前，应少量采血测定效价，溶血效价达 1：2000 以上时才收获血清。

【思考题】

1. 制备 SRBC 悬液过程中，为何离心后要吸弃红细胞沉积物表面的白膜？

2. 溶血素制备的原理是什么？

（三）兔抗人血清的制备方法

【实验目的】

熟悉蛋白质类可溶性抗原制备多克隆抗体的原理和方法，了解佐剂的制备方法。

【实验原理】

以混合人血清免疫家兔，可获得兔抗人血清抗体。为使混合人血清能诱导家兔产生高效价特异性抗体，需添加佐剂。本试验采用 IFA，它可使抗原在体内缓慢释放，延长抗原在体内的停留时间，以获得较佳的免疫效果。

【实验材料】

（1）健康家兔（体重 2～2.5kg）。

（2）混合人血清。

（3）IFA。

（4）无菌乳钵、滴管、注射器、9 号针头、2.5% 碘酒、75% 乙醇、无菌棉签等。

【实验方法】

（1）混合人血清抗原的制备：选健康志愿者（学生）或献血员，静脉采血 5ml；放试管中置室温下使其自然凝集，凝集后离心取上清约 2.5ml。将多人（至少 2～3 人，最好 10 人以上）的血清混合，即为可用的人全血清。将人全血清用生理盐水做 1：（2～5）稀释。

（2）佐剂的制备：弗氏佐剂分为不完全佐剂和完全佐剂。称取羊毛脂 12g，加石蜡油 20ml，高压蒸汽灭菌后即成为 IFA。在 IFA 内加入一定量的死卡介苗，即成为 IFA。佐剂和抗原的比例为 1：1。

（3）在 IFA 中逐滴加入等体积的混合人血清，充分乳化，直到形成油包水的白色乳剂。将乳剂滴加于水中完全不散开时为合格。

（4）按表 3-11-3 所示免疫程序进行免疫注射。

表 3-11-3　　兔抗人血清制备的免疫程序

免疫日程（d）	1	7	14	21	28
注射剂量（ml）	0.5	0.5	1.2	2.4	—
注射途径	后肢足蹼	淋巴结	背中皮内 6 点	背部皮下 6 点	试血

（5）末次注射后 7～10d 采血。用免疫兔耳缘静脉血血清为抗体，用生理盐水做不同倍数稀释；用连续倍比稀释的混合人血清为抗原。按照沉淀反应要求，做琼脂双向扩散试验，以测定抗体效价。效价达 1：32 以上，即可心脏采血，分离并收获抗血清。

（6）做好标记，适量分装，-20℃冻存。

【注意事项】

（1）全血清做抗原时要用混合血清，以避免个体差异带来的误差。

（2）血清为可溶性抗原在进行免疫时需要加入免疫佐剂，充分乳化，否则不易免疫成功。

（3）免疫时采用皮内多点注射易诱导免疫应答，可提高血清的抗体效价。

【思考题】

1. 为什么要采用多份人血清混合来制备人血清抗原？

2. 佐剂有哪些种类？有何用途？

3. 人用疫苗是否可采用弗氏佐剂来增强其免疫原性？为什么？

4. 检测血清抗体效价的方法有哪些？

实验四十一　　B 淋巴细胞溶血空斑试验

【实验目的】

掌握 B 淋巴细胞溶血空斑试验实验的原理；了解其实验操作方法，学会结果观察。

【实验原理】

溶血空斑试验，又称空斑形成细胞（plague forming cell，PFC）试验，是一种体外测定抗体形成的 B 淋巴细胞数目和功能的方法。其基本原理是用 SRBC 致敏的 B 淋巴细胞与 SRBC 在琼脂板中混合，B 淋巴细胞分泌的抗体与 SRBC 结合，再在补体的作用下，结合了抗 SRBC 抗体的 SRBC 则产生溶血形成空斑，一个空斑即代表一个抗体形成细胞，空斑大小表示抗体生成细胞产生抗体的多少。溶血空斑试验具有特异性高、筛检力强、能直接观察等优点，可作为判断机体体液免疫功能的指标之一。空斑形成细胞试验可分为直接空斑形成试验和间接空斑形成试验。IgM 生成细胞可用直接法检测，其他类型 Ig 由于溶血效应较低，不能直接检测，可用间接检测法，即在小鼠脾细胞和 SRBC 混合时，再加抗鼠 Ig 抗体（如兔抗鼠 Ig），使抗体生成细胞所产生的 IgG 或 IgA 与相应抗 Ig 抗体结合成复合物，此时能活化补体导致溶血，称间接空斑试验。

以下介绍直接溶血空斑形成试验。

【实验器材】

（1）20%SRBC 悬液（用 Hank's 液配制）。

（2）补体（新鲜豚鼠血清，用前经 SRBC 吸收，临用时用 Hank's 液稀释为 1∶10）、10mg/ml 右旋糖苷。

（3）琼脂（表层基 0.7%，底层基 1.4%用 Hank's 液配制）。

（4）胎牛血清（56℃、30min 灭活）。

（5）动物：体重为 18～25g 的纯系小鼠。

（6）其他器材：剪刀、镊子、解剖板、血球计数板、注射器、纱布、试管等。

【实验方法】

（1）将溶化的底层琼脂倾注平皿内，成一薄层，待凝固备用。

（2）将每管含 2ml 表层基的试管加热融化后，放 47～49℃水浴保温。

（3）SRBC 悬液的制备：以无菌操作抽取绵羊血，保存于阿氏液内，置 4℃保存，一般不超过 2w。实验时取保存的羊血，用生理盐水洗涤 3 次，每次离心 2000r/min，5min，制成 SRBC 悬液，计数，然后按实验需要配制成 20%及 $2×10^9$/ml 的红细胞悬液。

（4）免疫小鼠脾细胞悬液的制备

1）SRBC 免疫小鼠：腹腔注射 SRBC（$2×10^9$ 个/ml）0.5ml 或尾静脉注射 0.2ml。

2）免疫后 4d，小鼠拉脱颈椎处死。取出脾脏放在已加入 6ml Hank's 液的平皿中。在 100 目不锈钢网上研磨，制备单个脾细胞悬液，将细胞用预冷 Hank's 液洗涤两次，再将沉淀细胞重悬于 Hank's 液内，置冰浴中。

3）脾细胞计数并用台盼蓝检查活细胞的百分率。脾细胞计数并调整细胞数为（5～10）×10^7/ml；另取少量脾细胞悬液与等量 0.5%台盼蓝混匀，静置数分钟，计数核被染色死细胞的百分数，从总细胞数中将死细胞数扣除。

（5）试验平皿的制备：将底层平皿和所有试剂（除脾细胞外）预温 40℃左右。于水浴内保温的表层基中加入以下各试剂：①胎牛血清 0.1ml；②右旋糖酐 0.1ml；③20%SRBC 悬液 0.1ml；④脾细胞悬液[（5～10）×10^6 细胞/ml]0.1ml。迅速倾注于铺有底层之平皿内，避免倾入气泡。在水平台上使表层基铺平，凝固后，放 37℃孵育 1h。然后于每个平皿内加 1∶10 稀释的补体 1.5～2ml，使均匀覆盖其表面，再次孵育 30min，即可用肉眼或放大镜观察溶血空斑，并计数。

【实验结果】

将平皿划分小格，用放大镜观察并计数溶血空斑总数，再换算出每百万脾细胞中所含抗体形成细胞数。如用于药物筛选，可比较给药组和对照组每百万脾细胞（$1×10^6$）中抗体形成细胞数的平均值，以表示药物的刺激作用或抑制作用。

【注意事项】

（1）SRBC 最好用新鲜脱纤维的 SRBC。洗涤 SRBC 时，离心速度以 2000r/min，10min 为宜，不超过 3 次。用前镜检如有变形，表示脆性增大，不宜采用。

（2）免疫动物必须用纯系动物，杂种动物个体差异大，难以比较。最好先做几次预试验，使每个平皿空斑数控制在 100～150 个为宜。

（3）补体浓度以 1∶10 为宜，无需经过滴定。但若用琼脂铺板时则补体原液不必稀释，以阻止琼脂的抗补体作用。加入的补体应均匀覆盖于表层琼脂上。

（4）所有器皿和各种试剂在加入表层基前均需预温，各种试剂与 0.7%琼脂迅速充分混匀后，立即倾倒于底层琼脂上，并避免产生气泡。

（5）离体的脾细胞应不离冰浴，防止抗体分泌和细胞死亡。

（6）0.7%琼脂必须置 47～49℃水浴保温。如温度过高会导致 SRBC 溶血或所加入脾细胞的死亡。

【思考题】

1. 简述溶血空斑试验的原理及其实际应用。

2. 在本试验中，SRBC 有什么作用？

（李忠玉　程　文）

第十二章 细胞凋亡检测

细胞凋亡（apoptosis），又称细胞程序性死亡（programmed cell death，PCD），是指细胞在一定的生理或病理条件下，遵循自身的程序，自己结束其生命的过程。它是一个主动的、高度有序的、基因控制的一系列酶参与的过程。细胞凋亡有别于细胞坏死，它有一系列的细胞形态学和生物化学的改变，包括出现染色质浓缩、DNA 降解、凋亡小体形成等。根据死亡细胞在形态学、生物化学和分子生物学上的差别，可以将两者区别开来。细胞凋亡的检测有定性或定量两类方法。定性可以通过形态学观察，包括光镜、电镜和荧光显微镜等，也可以通过琼脂糖电泳来检测特征性 DNA 梯形条带。定量研究的首选方法为流式细胞术。原位末端标记法则既可用于定性，又可用于半定量。此外，与荧光显微镜技术相比，激光共聚焦技术提供了更高的分辨率，并可以做一定程度的断层扫描，利用相应的软件可以把图像压缩成三维立体图形。荧光显微镜和（或）激光共聚焦与定时摄影技术相配合，可以记录凋亡过程的动态变化。细胞凋亡的检测方法有很多种，下面主要介绍几类目前常用的测定方法。

实验四十二 凋亡细胞的形态学检测

根据凋亡细胞固有的形态特征，人们已经设计了许多不同的细胞凋亡形态学检测方法。早期的凋亡主要依赖光镜和电镜进行形态学研究。光镜主要是对姬姆萨染色、瑞氏染色、HE 染色等染色的切片进行观察，在镜下可见凋亡的细胞变圆、变小、核浓染或者裂解成为大小不等的碎片等凋亡形态。但是光镜检查难以观察细胞的超微结构变化，其提供的信息有限，现已不常用。利用相差显微镜，在高倍下观察可见凋亡细胞膜的泡化（bledding）及细胞膜和核膜的折光性改变，但这些改变不是普遍现象。相对而言，电镜的分辨率高，可以显示细胞各个亚器官的变化。荧光显微镜既可定位，又可做定量分析，因而更常用。以下就主要介绍用荧光显微镜对凋亡细胞进行形态学检测。

【实验目的】
了解利用荧光显微镜进行凋亡细胞形态学检测的试验原理、方法及结果判定。

【实验原理】
体外培养的活细胞经荧光色素染色，荧光显微镜下观察呈均匀荧光染色，而凋亡细胞呈致密浓染的颗粒状和块状荧光，可在荧光显微镜下看出明显差异。常用荧光色素有①吖啶橙；②Hoechst33258；③Hoechst33342；④碘化丙啶（PI）；⑤溴化乙啶（EB）。前 3 种可进入活细胞和死细胞，而后两种仅能进入死细胞。本实验采用 Hoechst 33342 和碘化丙啶（propidium iodide，PI）双染的方法。细胞发生凋亡时，染色质会固缩。Hoechst 33342 可以穿透细胞膜，染色后凋亡细胞荧光会比正常细胞明显增强。PI 不能穿透细胞膜，对于具有完整细胞膜的正常细胞或凋亡细胞不能染色。而对于坏死细胞，其细胞膜的完整性丧失，PI 可以染色坏死细胞。

【实验器材】

（1）试剂：细胞染色缓冲液、Hoechst 染色液、PI 染色液、PBS 缓冲液。

（2）仪器设备：微量移液枪、台式离心机、4℃冰箱、荧光显微镜。

（3）其他器材：1.5ml 离心管、洁净玻片。

【实验方法】

（1）将检测细胞样品（10 万～100 万细胞数）置于 1.5ml 离心管内，500～1000r/min 离心 5～10min，弃上清，0.8～1ml 细胞染色缓冲液轻轻重悬细胞。

（2）分别加入 5μl Hoechst33342 染色液和 PI 染色液。

（3）温和轻拍离心管混匀后 4℃孵育 20～30min。

（4）500～1000r/min 离心 5min 弃上清，加入 PBS 轻悬细胞洗涤 1 次，离心弃大部上清，余液轻轻吹打混匀，涂片镜检。如为贴壁细胞可不收集细胞，直接向培养瓶、板或细胞玻片依次按照上述比例加入细胞染色缓冲液、Hoechst 染色液和 PI 染色液，4℃孵育 20～30min 后用 PBS 洗涤 1 次后置镜下观察。

【实验结果】

（1）正常细胞为弱红色荧光+弱蓝色荧光，凋亡细胞为弱红色荧光+强蓝色荧光，坏死细胞为强红色荧光+强蓝色荧光。

（2）细胞凋亡过程中细胞核染色质的形态学改变分为 3 期：Ⅰ期的细胞核呈波纹状（rippled）或呈折缝样（creased），部分染色质出现浓缩状态；Ⅱa 期细胞核的染色质高度凝聚、边缘化；Ⅱb 期的细胞核裂解为碎块，产生凋亡小体。

【注意事项】

（1）染色后宜尽快检测。

（2）Hoechst 33342 对人体有害，PI 对人体有刺激性，请注意适当防护。

【思考题】

1. 什么是细胞凋亡？凋亡的细胞在形态学上有何特征？

2. 哪些荧光色素可进入死细胞？哪些可进入活细胞？哪些既可进入死细胞又可进入活细胞？

实验四十三　凋亡细胞的生化特征检测

凋亡发生时细胞线粒体呼吸链受损，使细胞生成 ATP 的量减少；跨膜电位降低，细胞色素 C 从线粒体内漏到胞质中；线粒体膜的通透性升高。细胞质中 Ca^{2+} 和 Mg^{2+} 浓度升高，可以激活核酸内切酶和蛋白酶。激活的核酸内切酶可以将 DNA 切成 50～300bp 大小的 DNA，然后进一步将染色质裂解成单个核小体和寡聚核小体，形成 180～200bp 的 DNA 片断。而蛋白酶可以控制不同阶段地凋亡的发生，与此同时细胞质中 pH 也发生了改变。因此针对凋亡细胞的各期生化特征变化的检测方法也就多种多样，目前常用的有线粒体膜势能的检测、DNA 片断化检测、TUNEL 法检测、caspase-3 活性的检测等多类方法。以下主要介绍一种 DNA 片断化检测方法——凝胶电泳 DNA 片段测定法。

【实验目的】

掌握凝脉电泳 DNA 片段测定法的原理、方法及结果判定。

【实验原理】

细胞凋亡时主要的生化特征是其染色质发生浓缩，染色质 DNA 在核小体单位之间的连接处断裂，形成核小体（180～200bp）及其整数倍的寡核苷酸片段，细胞经处理后，采用常规方法分离提纯 DNA 片段，进行琼脂糖凝胶电泳和溴化乙啶染色，即可出现梯状电泳图谱（DNA ladder）。在凋亡细胞群中可观察到典型的 DNA ladder。如果细胞量很少，还可在分离提纯 DNA 后，利用 ^{32}P-ATP 和末端脱氧核苷酸转移酶（TdT）使 DNA 标记，然后进行电泳和放射自显影，观察凋亡细胞中 DNA ladder 的形成。坏死细胞在损伤因子作用下导致 DNA 无规律断裂，并伴组蛋白的降解，故在凝胶电泳时呈模糊、弥散膜状条带。

【实验器材】

（1）8～10w 龄小鼠 1 只，18g 左右（用于制备凋亡细胞）。

（2）蛋白酶 K（50μg/ml）、8mol/L KAC、70%乙醇、氯仿、无水乙醇、0.9%NaCl、无菌双蒸水、2%琼脂凝胶、DEX（地塞米松，4μg/ml）。

（3）细胞裂解液

20%SDS	2.5ml
1mol/L Tris-HCl	5ml
5mol/L NaCl	2ml
0.5mol/L EDTA（pH8.0）	0.2ml
用四蒸水补足至	100ml

（4）1.5ml EP 管、加样器、吸嘴。

（5）离心机、65℃水浴箱、DNA 浓度测定仪、电泳仪等。

【实验方法】

（1）凋亡处理：取小鼠胸腺细胞，尽量去除组织，经过一定的剪切、碾磨处理后，用 RPMI-1640 培养基调细胞浓度至 2×10^6/ml，加 DEX（4μg/ml），37℃ 5%CO$_2$ 培养箱作用 5h 后，用 70%乙醇–20℃固定 2h。

（2）裂解细胞：加 400μl 细胞裂解液，充分摇匀后再加蛋白酶 K（10μg/ml）置 65℃水浴消化至少 2h 或过夜。

（3）处理蛋白：加 75μl 8mol/L KAc，4℃ 15min，再加 750μl 氯仿，充分混匀后，以 5000r/min 离心 10min 后，将上清移至一新的 EP 管。

（4）沉淀 DNA：加入 750μl 无水乙醇，轻柔摇匀即可见乳白色沉淀，若不明显时可置 –20℃过夜，12 000r/min，离心 10min 后，用 70%乙醇洗 DNA 两次。

（5）溶解 DNA：加 50μl 无菌双蒸水，37℃溶解 DNA，测定 DNA 的浓度。

（6）2%琼脂糖凝胶电泳 80V 2h。

【实验结果】

观察到清晰的梯状电泳图谱（DNA ladder）为阳性（图 3-12-1），出现模糊、弥散膜状条带为阴性。

【注意事项】

（1）制备小鼠胸腺细胞悬液时，注意将组织去除干净。

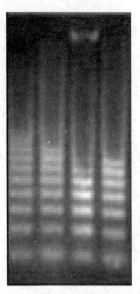

图 3-12-1　凋亡细胞的 DNA ladder

（2）样本须先经 70%乙醇固定，以防止抽提出降解的 DNA，70%乙醇、无水乙醇均应储存在–20℃预冷；蛋白酶 K 储存液浓度为 2mg/ml，临用前用缓冲液做 10 倍稀释成 100μg/ml；8mol/L KAc 置 4℃保存。

（3）抽提蛋白时应用力摇匀，吸移上清时注意不要将蛋白层吸动，以免蛋白质污染；溶解 DNA 时，可根据 DNA 量的多少加适量的水溶解，溶解的时间尽可能长些，以便 DNA 溶解充分。

（4）电泳时，尽可能保持低电压状态，电泳时间相应长些。

（5）因凝胶中含有强致癌物溴化乙啶，应有相应的生物保护措施。

（6）当凋亡细胞数少于待测细胞总数的 10%时，难以出现明显的 DNA ladder。

【思考题】

1. 凋亡的细胞有何生化特征？

2. 什么是凋亡细胞的 DNA ladder？凋亡细胞为何会形成 DNA ladder？

实验四十四　凋亡细胞的流式细胞术检测

用流式细胞术检测细胞凋亡既可定性又可定量，且具有操作简单、快速和敏感等许多优点。但是检验样品前，必须要通过调试流式细胞仪的阈值，排除细胞碎片，获得单细胞悬液，才能更好地检测。所以该方法检测细胞凋亡的关键是样品制备。细胞在通过流式细胞仪激光焦点时可以发生光的散射，通过对不同角度反射光的分析，可以得到细胞大小、形状和结构的变化。凋亡的细胞经 PI、烟酸己可碱（hoechst）等亲 DNA 染料可染出相应颜色，并且结合的染料与 DNA 含量成正比，即细胞激发后发射荧光强度与结合的染料的量成正比，因此可以定量检测。对于细胞的处理及染料使用的差异又可分为固定细胞的单染、双染法和非固定细胞的单染、双染法等类型。经固定的凋亡细胞其染色体荧光染料的 DNA 可染性下降。细胞一经固定就不再是活细胞，而且细胞固定过程对细胞膜的通透性也有影响。因此发展了用"细胞活性"鉴定染料染色的流式细胞仪检测方法。这些方法细胞不经固定就直接用 DNA 染料染色，且染料的浓度要比固定细胞所用的浓度要低得多。以下主要介绍非固定细胞染色法中的 Hoechst 33342/PI 双染色法和 Annexin V/PI 双染色法。

一、Hoechst 33342/PI 双染色法

【实验目的】

了解 Hoechst 33342/PI 双染色法的原理、方法及结果判定。

【实验原理】

流式细胞仪通常根据细胞膜完整性将细胞分为"活细胞"和"死细胞"，正常细胞和

凋亡细胞归为活细胞。活细胞染料如 Hoechst 33342 能少许进入正常细胞膜而对细胞没有太大的细胞毒作用。Hoechst 33342 在凋亡细胞中的荧光强度增高的机制与凋亡细胞膜通透性发生改变有关，凋亡细胞早期细胞膜的完整性没有明显改变，但细胞膜的通透性已有增强，因此进入凋亡细胞中的 Hoechst 33342 比正常细胞的多；而且凋亡细胞的染色体 DNA 的结构发生了改变从而使该染料能更有效地与 DNA 结合；加之凋亡细胞膜上的 p-糖蛋白泵功能受到损伤不能有效地将 Hoechst 33342 排出细胞外使之在细胞内积累增加；上述因素导致了凋亡细胞内荧光强度比正常细胞中要高。而 PI 染料是不能进入细胞膜完整的活细胞中，即正常细胞和凋亡细胞在不经固定的情况下对这些染料是拒染，坏死细胞由于膜完整性在早期即已破损，可被这些染料染色。根据这些特性，用 Hoechst 33342 结合 PI 染料对凋亡细胞进行双染色，就可在流式细胞仪上将正常细胞、凋亡细胞和坏死细胞区别开来。在双变量流式细胞仪的散点图上，这 3 群细胞表现分别为：正常细胞为低蓝色/低红色（Hoechst 33342/PI+）；凋亡细胞为高蓝色/低红色（Hoechst 33342++/PI+）；坏死细胞为低蓝色/高红色（Hoechst 33342+/PI++）。

【实验器材】

（1）Hoechst 33342 染液：用 PBS 配成 $10\mu g/ml$ 的储存液浓度，4℃避光保存。

（2）PI 染液：用 PBS 配成 $5\mu g/ml$ 浓度，4℃避光保存。

（3）400 目的筛网。

（4）离心机、流式细胞仪。

【实验方法】

（1）悬浮生长的细胞在培养的状态下加入 Hoechst 33342，终浓度为 $1\mu g/ml$；37℃孵育 7～10min。

（2）低温 500～1000r/min 离心 5min 弃去染液。

（3）加入 1.0ml PI 染液，4℃避光染色 15min。

（4）400 目的筛网过滤 1 次。

（5）流式细胞仪分析：Hoechst 33342 用氦激光激发的紫外线荧光，激发光波波长为 352nm，发射光波波长为 400～500nm，产生蓝色荧光；PI 用氩离子激光激发荧光，激发光波波长为 488nm，发射光波波长大于 630nm，产生红色荧光。分析蓝色荧光对红色荧光的散点图或地形图。

【实验结果】

参考下图（图 3-12-2），左图为诱导凋亡前的正常细胞，右图为诱导凋亡后的细胞。在蓝色荧光对红色荧光的散点图上，结果为正常细胞为低蓝光/低红光；凋亡细胞为高蓝光/低红光；坏死细胞为低蓝光/高红光。

【注意事项】

（1）在红色荧光对蓝色荧光散点图上，还可见到细胞凋亡区向细胞坏死区迁移的轨迹，可能是凋亡细胞的 DNA 进一步降解的缘故。

（2）用 Hoechst 33342 染料与细胞孵育的时间不宜过长，一般控制在 20min 之内为宜。如果太长可引起 Hoechst 33342 的发射光谱由蓝光向红光的迁移，导致红色荧光与蓝色荧光的比例改变，从而影响结果的判断。

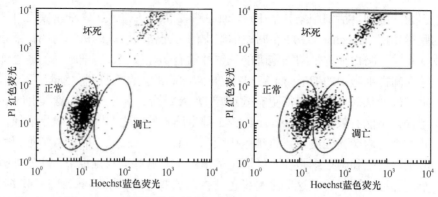

图 3-12-2　正常细胞和凋亡细胞的 Hoechst 33342/PI 双染色图

二、Annexin V/PI 双染色法

【实验目的】

了解 Annexin V/PI 双染色法的原理、方法及结果判定。

【实验原理】

细胞凋亡早期改变发生在细胞膜表面，这些细胞膜表面的改变之一是磷脂酰丝氨酸（PS）从细胞膜内转移到细胞膜外，使 PS 暴露在细胞膜外表面。PS 是一种带负电荷的磷脂，正常主要存在于细胞膜的内面，在细胞发生凋亡时细胞膜上的这种磷脂分布的不对称性被破坏而使 PS 暴露在细胞膜外。Annexin V 是一种 Ca^+ 依赖的磷脂结合蛋白，具有易于结合到磷脂类如 PS 的特性，对 PS 有高度的亲和性。因此，该蛋白可充当一敏感的探针检测暴露在细胞膜表面的 PS。PS 转移到细胞膜外不是凋亡所独特的，也可发生在细胞坏死中。两种细胞死亡方式间的差别在于：凋亡的初始阶段细胞膜是完好的，而细胞坏死在其早期阶段细胞膜的完整性就破坏了。而 PI 染料因不能进入细胞膜完整的活细胞（正常细胞和凋亡细胞）中而被拒染，坏死细胞由于膜完整性在早期即已破损，可被这些染料染色。利用 Annexin V 结合在细胞膜表面作为凋亡的指示，并结合 PI 染料排除试验以检测细胞膜的完整性，建立了检测凋亡细胞的 Annexin V/PI 双染色法。

【实验器材】

（1）孵育缓冲液：10mmol/L HEPES/NaOH，pH 7.4，140mmol/L NaCl，5mmol/L $CaCl_2$。

（2）标记液：将 FITC-Annexin V（宝灵曼公司产品）和 PI 加入到孵育缓冲液中，终浓度均为 1μg/ml。

（3）离心机、流式细胞仪。

【实验方法】

（1）细胞收集：悬浮细胞直接收集到 10ml 的离心管中，每样本细胞数为（1～5）$\times 10^6$/ml，500～1000r/min 离心 5min，弃去培养液。

（2）用孵育缓冲液洗涤 1 次，500～1000r/min 离心 5min。

（3）用 100μl 的标记溶液重悬细胞，室温下避光孵育 10～15min。

（4）500～1000r/min 离心 5min 沉淀细胞孵育缓冲液洗 1 次。

（5）加入荧光（SA-FLOUS）溶液 4℃下孵育 20min，避光并不时振动。

（6）流式细胞仪分析：流式细胞仪激发光波长用 488nm，用一波长为 515nm 的通带滤器检测 FITC 荧光，另一波长大于 560nm 的滤器检测 PI。

【实验结果】

细胞膜有损伤的细胞的 DNA 可被 PI 着染产生红色荧光，而细胞膜保持完好的细胞则不会有红色荧光产生。因此，在细胞凋亡的早期 PI 不会着染而没有红色荧光信号，正常活细胞与此相似。在双变量流式细胞仪的散点图上，左下象限显示活细胞，为（FITC-/PI-）；右上象限是非活细胞，即坏死细胞，为（FITC+/PI+）；而右下象限为凋亡细胞，显现（FITC+/PI-）（图 3-12-3，见文后彩图 18）。

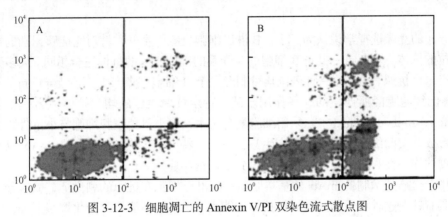

图 3-12-3　细胞凋亡的 Annexin V/PI 双染色流式散点图

【注意事项】

（1）整个操作过程动作要尽量轻柔，切勿用力吹打细胞，尽量在 4℃ 下操作。

（2）反应完毕后要尽快检测，因为细胞凋亡是一个动态的过程，反应 1h 后荧光强度就开始衰变。

（3）Annexin V-FITC 是光敏物质，在操作时要注意避光。

【思考题】

1. 比较各细胞凋亡检测方法在原理上有何差异？

2. 考虑灵敏度、安全和实验室具体情况，你觉得采用什么方法为好？

3. 什么是流式细胞术？

（尹卫国　张　艳）

第四篇 研究创新性实验

第十三章 单克隆抗体的制备

Burnet 的克隆选择学说认为，每个 B 淋巴细胞只能产生一种针对它能够识别的特异性抗原表位的抗体。来自同一祖先 B 细胞的克隆系的细胞产生的抗体完全相同。大多数抗原分子具有多个抗原表位，每一种表位均可刺激一个 B 细胞克隆产生一种特异性抗体。由单一 B 淋巴细胞克隆所产生的、只作用于某一特定抗原表位的均一抗体称为单克隆抗体（monoclonal antibody，mAb）。采用细胞融合技术，使小鼠免疫脾细胞与小鼠骨髓瘤细胞融合，形成杂交瘤细胞，后者即可产生只针对某一特定抗原表位的 mAb。mAb 以高特异性、高度的均一性和可重复性等优点而得到了广泛的应用。

利用杂交瘤技术制备 mAb 的基本原理：B 淋巴细胞在抗原的刺激下，能够分化、增殖形成具有针对这种抗原分泌特异性抗体的能力。B 细胞不能持续分化增殖下去，因此产生免疫球蛋白的能力是有限的。骨髓瘤细胞（纯系小鼠腹水瘤型浆细胞，如 X63、SP2/0 等）能够长期生长，但无抗体产生能力，将这种 B 细胞与非分泌型的骨髓瘤细胞融合形成杂交瘤细胞，再进一步克隆化，这种克隆化的杂交瘤细胞继承了两个亲代细胞的特性，一方面具有骨髓瘤细胞在体外连续传代的能力；另一方面又继承了免疫细胞能大量地合成、分泌特异性抗体的功能。经 HAT 培养基[含有次黄蝶呤（H）、氨基蝶呤（A）和胸腺嘧啶核苷（T）]选择性培养，未融合的脾细胞因不能在体外长期存活而死亡；未融合的骨髓瘤细胞合成 DNA 的主要途径被培养基中的氨基蝶呤阻断，又因缺乏次黄嘌呤-鸟嘌呤-磷酸核糖转移酶（HGPRT），不能利用培养基中的次黄嘌呤完成 DNA 的合成过程而死亡。只有融合的杂交瘤细胞由于从脾细胞获得了次黄嘌呤-鸟嘌呤-磷酸核糖转移酶，因此能在 HAT 培养基中存活和增殖。经过克隆选择，可筛选出能产生特异性 mAb 的杂交瘤细胞，将这种杂交瘤细胞体内或体外培养即可获得大量的高效价、单一特异性的 mAb。

实验四十五 单克隆抗体的制备与鉴定

【实验目的】

理解 mAb 的制备原理，了解 mAb 的制备过程及鉴定方法。

【实验原理】

抗体主要由 B 淋巴细胞合成。每个 B 淋巴细胞有合成一种抗体的遗传基因。要制备 mAb 需先获得能合成专一性抗体的单克隆 B 淋巴细胞，但这种 B 淋巴细胞不能在体外生长。而骨髓瘤细胞可在体外生长繁殖，应用细胞杂交技术使骨髓瘤细胞与免疫的淋巴细胞两者合二为一，得到杂交瘤细胞。通过阳性克隆筛选鉴定分离出合成一种抗体的杂交瘤细胞进行培养，就可得到由单细胞经分裂增殖而形成细胞群，即单克隆。单克隆细胞所合成的抗体即为 mAb。

一、动物的选择与免疫

【实验器材】

（1）特异性抗原、CFA、IFA。

（2）动物：根据选用的骨髓瘤细胞来源选择免疫鼠。 常用的瘤细胞从 BALB/c 小鼠系诱导出来，因此选用 6～10w 龄，健康、发育良好的纯系 BALB/c 小鼠进行免疫。

（3）其他：注射器、2.5%碘酒、75%乙醇、无菌棉签等。

【实验方法】

选择合适的免疫方案对于细胞融合杂交的成功，获得高质量的 mAb 极为重要。一般根据抗原性质，免疫原性和小鼠的免疫反应性决定注射途径，免疫次数，间隔时间和持续时间。

1. 可溶性抗原　因其免疫原性较弱，一般要加佐剂。常用的佐剂是 CFA、IFA。取 50～100μg 抗原与等量 CFA 充分乳化后腹腔或皮下多点注射。之后间隔 2w 以同样剂量抗原加等量 IFA 腹腔或皮下注射，共免疫 3～5 次。在融合前 3d 腹腔或静脉注射无佐剂抗原 50～100μg 加强免疫。具体程序如下。

初次免疫：抗原 50～100μg 加 CFA 行腹腔注射（i.p.）$\xrightarrow{2w后}$ 第 2 次免疫：剂量同上，加 IFA，ip $\xrightarrow{2w后}$ 第 3 次免疫：剂量同上，加 IFA 或不加佐剂，ip $\xrightarrow{7～10d后}$ 采血测其效价，检测免疫效果 $\xrightarrow{2～3w后}$ 加强免疫：不加佐剂，剂量 50～100 μg，ip 或静脉注射 i.v. $\xrightarrow{3d后}$ 无菌取脾脏，分离脾细胞。

2. 颗粒性抗原　颗粒性抗原免疫原性强，不加佐剂直接进行免疫，就可获得较好的免疫效果。以细胞性抗原为例，第 1 次腹腔或尾静脉注射 $1×10^6～1×10^7$ 细胞/鼠，间隔 2～3w 重复注射 1～2 次，融合前 3 d 用同样剂量腹腔或静脉注射加强免疫 1 次。

初次免疫：$1×10^7$/0.5ml，ip $\xrightarrow{2～3w后}$ 第 2 次免疫：$1×10^7$/0.5ml，ip $\xrightarrow{2～3w后}$ 加强免疫：（融合前）$1×10^7$/0.5ml，ip 或 iv $\xrightarrow{3d后}$ 无菌取脾脏，分离脾细胞。

【实验结果】

通过血清学实验可在免疫鼠血清中检测到所需的特异性抗体。

【注意事项】

（1）免疫动物时应注意无菌操作，避免感染。

（2）在使用可溶性抗原作为免疫原制备 mAb 时，宜与佐剂混合充分乳化后进行免疫，但在最后加强免疫时不得使用佐剂。

（3）在加强免疫之前，最好采血测定效价，检测免疫效果，根据抗体效价确定免疫次数，如抗体效价低，则要重复免疫。

【思考题】

1. 为什么不同抗原免疫动物的途径和程序不同？

2. 制备 mAb 时选择动物的基本原则是什么？

二、单克隆抗体的产生

【实验器材】

（1）试剂：小牛（或胎牛）血清、RPMI-1640 培养液、HT 培养基、HAT 选择性培养基、PEG-4000。

（2）实验动物：6～8w 龄 BALB/c 小鼠。

（3）细胞：小鼠骨髓瘤细胞（Sp2/0 细胞）。

（4）抗原：病毒、细胞或可溶性抗原。

（5）仪器：CO_2 细胞培养箱、超净工作台、细胞培养板、50ml 塑料离心管等。

【实验方法】

参见图 4-13-1。

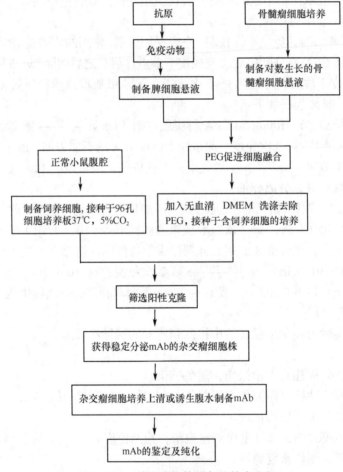

图 4-13-1　单克隆抗体制备的技术流程

1. 杂交瘤细胞株的建立

（1）免疫 BALB/c 小鼠：颗粒抗原或可溶性抗原与佐剂充分混匀以上述方式免疫 BALB/c 小鼠，最后一次加强免疫后 3d，无菌取小鼠脾脏。

（2）饲养细胞的制备（融合前 1d）：常用的饲养细胞有小鼠腹腔巨噬细胞、小鼠脾脏细胞或小鼠胸腺细胞。以小鼠腹腔巨噬细胞最为常用。小鼠腹腔巨噬细胞的制备方法是取正常 BALB/c 小鼠 1～2 只，拉颈处死，消毒后用剪刀剪开小鼠腹部皮肤，暴露出腹部。然后将 5ml RPMI-1640 培养基注入腹腔，用原来的注射器将注入的液体回收，置于 50ml 离心管中，1000r/min 离心 10min，弃上清，加 RPMI-1640 完全培养液（约 5×10^{6}/ml 细胞数），按每孔 0.1ml 分装到 96 孔培养板。置 37℃含 5%CO_2 养箱过夜使用。具体流程如下：6～10w 龄 BALB/C 小鼠 → 拉颈处死，浸泡于 75%乙醇，消毒 5 min → 用无菌剪刀剪开皮肤，暴露腹膜 → 用无菌注射器注入 4～5 ml 培养液 → 反复冲洗，吸出冲洗液 → 放入 10 ml 离心管，1200 r/min 离心 5～6 min → 用胎牛血清（10%FCS）的培养液混悬，调整细胞数 1×10^{5}/ml → 加入 96 孔板，100 μl/孔 → 放入 37 ℃ CO_2 培养箱中培养。

（3）骨髓瘤细胞悬液的制备：用含 20%牛血清的 RPMI-1640 培养基扩大培养 Sp2/0 细胞。离心收集对数生长期的骨髓瘤细胞，用 RPMI-1640 培养基悬浮细胞沉淀。台盼蓝染色检查活细胞数应大于 95%，置 37℃备用。

（4）免疫小鼠脾细胞悬液的制备（融合当天）：取加强免疫 3d 后的 BALB/c 小鼠 1 只，拉颈处死，消毒后无菌取出脾脏，放入平皿内的 200 目钢网上，加入 10ml RPMI-1640 培养基，用注射器芯将脾细胞轻轻挤压过网，制备脾细胞悬液，然后 1000r/min 离心 10min，弃上清，RPMI-1640 培养基悬浮沉淀。细胞计数后冰浴备用。脾细胞悬液的制备流程如下：免疫小鼠颈椎脱臼处死，浸泡于 75%乙醇，消毒 5 min → 用无菌剪刀剪开皮肤，暴露腹腔 → 取出脾脏，置于预冷的 RPMI-1640 培养基中洗涤 → 将脾脏转移于含不锈钢筛网的平皿中，用注射器针芯研磨过筛 → 细胞悬液转入 15 ml 离心管，4℃，1000r/min 离心 10 min → 去上清，加 0.87%的 NH_4Cl 以破坏红细胞 → 4℃，1000r/min 离心 10 min，收集脾细胞沉淀 → RPMI-1640 培养基重悬沉淀，细胞计数后置冰上备用。

（5）细胞融合：将骨髓瘤细胞（1×10^{7} 个细胞）与脾细胞（1×10^{8} 个细胞）按 1∶10 的比例混合于 50ml 离心管中，1000r/min 离心 10min，弃上清，轻弹管壁，使沉淀物混匀；在 37℃水浴中加入 0.7ml 50%PEG-4000 促进融合，边加边旋转，1min 内加完；90s 后，1min 内加完 37℃预温的无血清培养基 1ml，缓慢加入 20ml 无血清的 RPMI-1640 培养基以终止反应。室温 800～1000 r/min 离心 10min，弃上清，于融合细胞沉淀管内加入含 HAT 的 RPMI-1640 完全培养基 20ml；小心吸出已添加饲养细胞的 96 孔培养板中的液体，按每孔 100μl 加入 96 孔细胞培养板内。置 37℃，5%CO_2 培养箱中培养。

融合后应该每日观察细胞生长情况。骨髓瘤细胞多在融合后 2～3d 内明显退化，细胞缩小，核浓缩碎裂。巨噬细胞增生、肥大，并吞噬细胞碎片。第 4～5d 可见克隆状的小堆杂交瘤细胞生长。

（6）阳性杂交瘤细胞的筛选、鉴定与克隆：杂交瘤细胞的筛选及鉴定可根据抗原的性质和需要的灵敏度来选择。如免疫荧光、酶标记免疫实验、放免测定、血凝试验、溶血空斑试验等。筛选到的阳性杂交瘤细胞应及时克隆化获得单克隆细胞系，防止竞争淘汰和外来干扰。杂交瘤细胞克隆化方法有显微挑选法、软琼脂法、有限稀释法、荧光激活细胞分选法等。

2. mAb 的大规模制备　获得稳定的杂交瘤细胞系后，即可根据需要大量生产 mAb。目前大量制备 mAb 的方法主要有动物体内生产法及体外培养法。

（1）动物体内生产法：在小鼠体内接种杂交瘤细胞，可制备腹水型 mAb 和血清型 mAb。

将杂交瘤细胞接种于 BALB/c 小鼠腹腔内，在小鼠腹腔内生长杂交瘤，并产生腹水，因而可得到大量的腹水 mAb 且抗体浓度很高。该法操作简便、经济。不过，腹水中常混有小鼠的其他蛋白（包括 Ig），因此在很多情况下要提纯后才能使用。若将杂交瘤细胞接种于小鼠背部皮下多点注射，10～20d 后，收集小鼠血液，分离血清即可制备血清型 mAb。

腹水型 mAb 的制备方法如下。

1）腹腔接种降植烷或石蜡油，每只小鼠 0.3～0.5ml。

2）7～10d 后腹腔接种用 PBS 或无血清培养基稀释的杂交瘤细胞，每只小鼠 $5\times10^5/0.2$ml。

3）间隔 5d 后，每日观察小鼠腹水产生情况，如腹部明显膨大，以手触摸时，皮肤有紧张感，即可用 16 号针头采集腹水，一般可连续采 2～3 次，通常每只小鼠可采 5～10ml 腹水。

4）将腹水离心（2000r/min，5min），除去细胞成分和其他的沉淀物，收集上清，测定抗体效价，-70℃或冻干保存。

（2）体外培养法：将杂交瘤细胞加入培养瓶中，用含 15%小牛血清的培养基培养，然后收集培养上清，即可获得相应的 mAb。这种方法制备的 mAb 量极为有限，不适用于 mAb 的大规模生产。要想在体外大量制备 mAb，就必须进行杂交瘤细胞的大量培养。单位体积内细胞数量越多，细胞存活时间越长，mAb 的浓度就越高，产量也就越高。在培养中若采用无血清培养基培养杂交瘤细胞制备 mAb，有利于 mAb 的纯化，可减少细胞污染的机会。但无血清培养细胞的生产率低、细胞密度小，影响了 mAb 的产量；同时无血清培养基还缺少血清中保护细胞免受环境中蛋白酶损伤的抑制因子等。

【实验结果】
可制备针对抗原某一抗原决定簇的特异性 mAb。

【注意事项】
（1）为防止无关克隆的过度生长，染色体丢失或变异，获得能稳定增殖并大量分泌特异性 mAb 的杂交瘤细胞，在筛选得到阳性杂交瘤细胞时应及时克隆化，并及时冻存细胞。

（2）整过制备过程中应严格无菌操作，防止污染。

（3）对于原分泌抗体的杂交瘤细胞变为阴性时，应考虑可能是支原体污染，或非抗体分泌细胞克隆竞争性生长，从而抑制了抗体分泌细胞的生长。也可能发生染色体丢失。

（4）PEG 有毒性，因此在细胞融合时作用时间不宜过长。

制备饲养细胞时，注入和抽取腹腔液时应避开网膜，动作要轻，以免损伤肝、脾。

【思考题】
1. mAb 制备的基本原理是什么？大量制备 mAb 的方法有哪些？
2. 杂交瘤细胞培养过程中有哪些注意事项？
3. mAb 和多克隆抗体有何异同？
4. 怎样筛选融合的杂交瘤细胞？

三、单克隆抗体的纯化

虽然单克隆细胞培养物或腹水中具有高滴度抗体，但其中有许多无关蛋白，它们来自培养基、宿主或克隆化细胞本身。因此有必要进一步分离和纯化。mAb 纯化的方法有多种，应根据具体 mAb 的特性和实验条件选择适宜的方法，一般采用盐析、凝胶过滤和离子交换层析等步骤达到纯化目的，也有采用较简单的酸沉淀方法。以下以纯化腹水型 mAb 为例介绍饱和硫酸铵溶液沉淀法纯化 mAb 的方法。

【实验器材】

（1）小鼠腹水。

（2）饱和硫酸铵溶液、0.06M pH 4.8 乙酸盐缓冲液、pH 7.4PBS 等。

（3）低温离心机、电磁搅拌器、紫外分光光度计、天平、透析袋、塑料夹、精密 pH 试纸、烧杯、吸管、滴管等。

【实验方法】

（1）配制饱和硫酸铵溶液：500g 硫酸铵加入 500ml 蒸馏水中，加热至完全溶解，室温过夜，析出的结晶任其留在瓶中。临用前取所需的量，用 2mol/L NaOH 调 pH 至 7.8。

（2）腹水纯化预处理：腹水 4℃ 12 000 r/min 离心 15min，去除杂质。

（3）盐析：取 10ml 处理后的腹水移入小烧杯中，在搅拌下，滴加饱和硫酸铵溶液 5ml；继续缓慢搅拌 30min；10 000r/min 离心 15min；弃去上清液，沉淀物用 1/3 饱和度硫酸铵悬浮，搅拌 30min，同法离心；重复前一步 1～2 次；沉淀物溶于 1.5ml PBS（0.01mol/L PH7.2）或 Tris-HCl 缓冲液中。

（4）脱盐：常用柱层析或透析法。

1）柱层析法：将盐析样品过 Sephadex G-50 层析柱，以 PBS 或 Tris-HCl 缓冲液作为平衡液和洗脱液，流速 1ml/min。第 1 个蛋白峰即为脱盐的抗体溶液。

2）透析法：将透析袋于 2% NaHCO$_3$，1mmol/L EDTA 溶液中煮 10min，用蒸馏水清洗透析袋内外表面，再用蒸馏水煮透析袋 10min，冷至室温即可使用。将盐析样品装入透析袋中，对 50～100 倍体积的 PBS 或 Tris-HCl 缓冲液透析（4℃）12～24h，其间更换 5 次透析液，用萘氏试剂（碘化汞 11.5g，碘化钾 8g，加蒸馏水 50ml，待溶解后，再加 20% NaOH 50ml）检测，直至透析外液无黄色物形成为止。

（5）取透析袋内样品少许做适当倍数稀释后，用紫外分光光度计测定蛋白含量，SDS-PAGE 检测抗体纯度。

【实验结果】

获得纯化的 mAb。

【注意事项】

（1）影响盐析的因素很多，如蛋白质的浓度、盐的浓度、饱和度、pH 和温度等都可影响盐析的结果，操作时要充分注意。

（2）无论是含有 mAb 的腹水还是细胞培养上清，均含有脂蛋白、脂质、细胞碎片等杂质，必须预先去除。通常采用过滤的方法去除脂质和大的颗粒，用离心的方法去除细胞碎片和大的蛋白聚合物；如果材料里含有大量脂质，还必须用二氧化硅粉或玻璃纤维吸附等将其去除。

（3）蛋白质经硫酸铵沉淀分离后，沉淀中含有硫酸铵，在此状态下冷冻保存，蛋白质比较稳定。若需进一步处理，首先需要进行脱盐处理。

【思考题】

1. mAb 为什么要进行纯化？纯化的方法有哪些？

2. mAb 在纯化之前为什么要进行预处理？

四、单克隆抗体的性质鉴定

mAb 的性质鉴定包括杂交瘤细胞的染色体分析、mAb 重链和轻链类型的鉴定、mAb 纯度鉴定、特异性鉴定、亲和力鉴定等。

（一）杂交瘤细胞的染色体分析

对杂交瘤细胞进行染色体分析是判断其是否是真正的杂交瘤细胞的客观指标之一，杂交瘤细胞的染色体数目应接近两种亲本细胞染色体数目的总和，正常小鼠脾细胞的染色体数目为 40 条，小鼠骨髓瘤细胞 SP2/0 为 62～68 条；同时骨髓瘤细胞的染色体结构上反映两种亲本细胞的特点。杂交瘤细胞的染色体分析对了解杂交瘤分泌 mAb 的能力有一定的意义，一般来说，杂交瘤细胞染色体数目较多且较集中，其分泌能力则高，反之，其分泌mAb 能力则低。

检查杂交瘤细胞染色体的方法最常用秋水仙素法，其原理是应用秋水仙素特异的破坏纺锤丝而获得中期分裂象细胞；再用 0.075mol/L KCl 溶液等低渗处理，使细胞膨胀，体积增大，染色体松散；经甲醇-冰乙酸溶液固定，即可观察检查。

【实验器材】

（1）杂交瘤细胞。

（2）秋水仙素、KCl、甲醇、冰乙酸等。

（3）细胞培养瓶、细胞培养箱、离心机等。

【实验方法】

（1）取 24～36h 培养的杂交瘤细胞，加入秋水仙素（100μg/ml，除菌，–20℃保存），使最终浓度为 0.1～0.4μg/ml；继续培养 4～6h，然后吹打细胞，移入离心管中，1000r/min离心 10min，弃上清。

（2）加入 37℃预温的 0.075mol/L KCl 溶液 5ml，将沉淀细胞悬浮并混匀，37℃水浴15～20min。

（3）向悬液中加入新配制的固定液（甲醇与冰乙酸 3∶1 混合）10ml，固定 20min，1000r/min 离心 10min，弃去大部分上清，将细胞悬浮并混匀后，吸取细胞悬液 1～2 滴，滴在载玻片上，吹散使细胞平铺于玻片上，自然干燥。

（4）用新配制的 10% Giemsa 染液染色 10～20min，自来水洗去染液，自然干燥

（5）镜检：每份标本应计数 100 个完整的中期核细胞，并注意观察是否有标志染色体。

【实验结果】

杂交瘤细胞的染色体数目大约有100条,杂交瘤细胞的核型分析结果如图 4-13-2 所示。

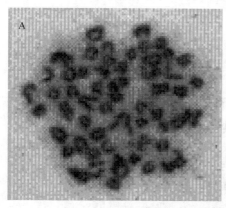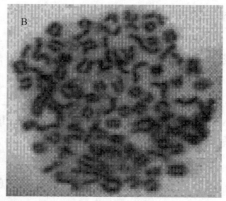

图 4-13-2 杂交瘤细胞的染色体分析

A. SP2/0 骨髓瘤细胞染色体；B. 杂交瘤细胞染色体

【注意事项】

（1）取对数生长期的杂交瘤细胞进行染色体分析。

（2）在进行镜检结果观察时宜选择染色体分散好，无重叠的细胞进行观察分析。

【思考题】

1. 分泌 mAb 的杂交瘤细胞在培养的过程中其染色体会不会丢失？杂交瘤细胞染色体丢失后是否影响其抗体分泌能力？

2. 秋水仙素法进行杂交瘤细胞的染色体分析的原理是什么？

（二）单克隆抗体类别和亚类鉴定

鉴定 mAb 类和亚类的方法主要有两种，一种是免疫扩散，该法以分泌抗体的杂交瘤细胞培养上清为抗原，与羊抗鼠 Ig 及 Ig 亚类分别做琼脂双扩散，观察有无沉淀线出现；另一种是 ELISA，这种方法简便、准确，最常用，而且比免疫扩散法更快地得到结果。以下介绍 ELISA 方法鉴定 mAb 类别和亚类。

【实验器材】

（1）酶标板。

（2）山羊抗鼠 Ig；兔抗小鼠 Ig 类及亚类特异性血清；HRP 标记的山羊抗兔 Ig 等。

（3）杂交瘤细胞培养上清；阴性、阳性对照样品。

（4）5% 的 BSA、洗涤液、底物（邻苯二胺、过氧化氢）、2mol/L 硫酸反应终止液等。

【实验方法】

（1）以适宜浓度的特异性抗原包被酶标板，100 μl/孔，4℃过夜后洗涤液洗涤 3 次，3～5min/次。

（2）加入 5% 的 BSA 室温封闭 1h 后，弃去孔内液体，加入待检的 mAb 样品，100 μl/孔，37℃ 1h；设阴性、阳性对照孔。

（3）同上述方法洗涤后，加入 HRP 标记的抗小鼠类及亚类 Ig 的抗体试剂，100 μl/孔，37℃ 1h 后，洗涤酶标板。

（4）加入底物，37℃避光显色 15min；用 2mol/L H_2SO_4 终止反应后，酶标仪测定各孔的 A_{490} 值。

【实验结果】

可确定 mAb 的类和亚类。

【注意事项】

（1）底物邻苯二胺应避光保存。

（2）Ig 类及亚类采用间接 ELISA 法进行鉴定。鉴定 Ig 类和亚类时，所用二抗为 HRP 标记的羊抗鼠 HRP-IgM、HRP-IgG1、IgG2a、IgG2b 和 IgG3 。

【思考题】

1. 鉴定 mAb 类和亚类的方法主要有哪些？其特点是什么？

2. ELISA 法鉴定 mAb 类和亚类时应注意哪些问题？

（三）单克隆抗体亲和力测定

抗体亲和力是指抗体与抗原或半抗原结合的强度，其高低主要是由抗体和抗原分子的大小、抗体和抗原决定簇之间的立体构型的合适程度决定的。常用的方法有免疫沉淀、免疫荧光、ELISA、竞争抑制实验等，以下以竞争性 ELISA 为例介绍 mAb 亲和常数的测定方法。其步骤如下。

（1）取适宜浓度的纯化抗原包被酶标板，100 µl /孔，4℃过夜。洗涤后，加入封闭液（5% BSA）100 µl /孔，37℃ 1h。

（2）取一定浓度的 mAb，与系列倍比稀释的抗原混合，4℃过夜，使反应达到平衡；必须注意所用抗原浓度至少要比抗体浓度高 10 倍以上。将平衡后的抗原抗体复合物加入酶标板孔中，100 µl /孔，37℃ 1h。

（3）洗涤酶标板，加入适宜稀释度的 HRP 标记抗小鼠 IgG 抗体，100 µl /孔，37℃ 1h。

（4）洗涤酶标板，加入底物（OPD）溶液，100 µl /孔，37℃显色 15min；2mol/L H_2SO_4 终止反应后，测定 A_{492} 值。

（5）按下列公式计算各 mAb 的亲和常数（K）： $\dfrac{A_0}{A-A_0}=\dfrac{1+K_0}{a_0}$

其中 A_0=无抗原时 A_{492} 值；A=采用不同浓度抗原时的 A_{492} 值；a_0=抗原总量；K=亲和常数

（四）单克隆抗体识别抗原表位的测定

一个抗原分子表面往往存在多个抗原表位，用该抗原免疫动物制备的 mAb，有的是抗同一表位的，有的是抗不同表位的。确定 mAb 针对的表位在抗原结构上的位置，是 mAb 特性鉴定的关键环节，同时，进一步分析这类表位的差别，可正确评价 mAb 的特异性和交叉反应性。

（五）单克隆抗体的特异性鉴定

mAb 的特异性可用 ELISA、免疫印迹法、间接血凝试验、补体结合反应等方法鉴定。选择何种方法依据不同的 mAb 特性和试验目的而定。特异性的 mAb 只能与特异性的抗原发生反应，而与无关抗原不会发生交叉反应。

（六）单克隆抗体的效价测定

mAb 效价的测定方法较多，根据抗原的性质不同，选择合适的检测方法，如颗粒性抗原可选择凝集反应；可溶性抗原可采用 ELISA 等方法。将不同稀释度的腹水或细胞培养上清与特异性免疫原发生反应，确定 mAb 效价。

五、单克隆抗体的特性

（1）高特异性和专一性：由于 mAb 只针对一个抗原决定簇，而一个抗原决定簇又很小，故 mAb 发生交叉反应的机会很少，即其特异性高。

（2）高度的均一性和可重复性：由于 mAb 是由单个细胞克隆产生的，所以其分泌的抗体是均一的，而且只要长期地保持杂交瘤细胞的稳定性，不发生突变，就可以长期获得同质的 mAb。

（3）mAb 纯度高、易于大量制备：杂交瘤细胞经筛选、克隆化后可获得稳定的杂交瘤细胞系，采用动物体内生产法及体外培养法可大量制备 mAb。

（4）mAb 与抗原反应时一般不呈现沉淀反应。这是由于抗单一抗原决定簇不易形成三维晶格结构之故（除非抗原上有较多的同一抗原决定簇）。

（5）mAb 对环境敏感。mAb 易受环境的 pH、温度和盐类浓度的影响，使其活性降低甚至丧失，但 mAb 遇热后的聚合作用很低。mAb 受 pH 的影响较多克隆抗体明显，其最佳的 pH 为 6~8。

（6）mAb 用于免疫酶染色、免疫荧光分析、放射免疫分析及酶联免疫吸附分析时，其反应强度不如多克隆抗体，但其特异性较多克隆抗体好。此外，应用 mAb 时，对抗原的保存要求也更加严格。如某些固定方法可使抗原的特定抗原决定簇失去抗原性，就会产生阴性结果。

六、单克隆抗体的应用

mAb 具有纯度高、特异性高、少或无血清交叉反应等特点，已广泛应用于生命科学的各个领域。

（1）检验医学的诊断试剂

1）用于传染病病原微生物的检测：诊断各类病原体是单克隆抗体应用最多的领域，已有大量的商品诊断试剂供选择。如用于诊断乙型肝炎病毒、疱疹病毒、巨细胞病毒、EB病毒和各种微生物感染的试剂等。单克隆抗体具有灵敏度高、特异性好的特点。尤其在鉴别菌种型及亚型、病毒的变异株及寄生虫不同生活周期的抗原性等方面更具独特优势。

2）用于肿瘤抗原的检测：肿瘤特异性抗原和肿瘤相关抗原的检测用于肿瘤的诊断、分型及定位。利用单克隆抗体进行肿瘤分型，对制订治疗方案和判断预后也有帮助。用抗肿瘤单抗检查病理学标本，可协助确定转移肿瘤的原发部位。

3）用于各种细胞因子、激素、神经递质、细胞膜分子、受体的检测。

（2）用于淋巴细胞分类、鉴定、结构与功能的检测：例如，检测 CD 系列标志有助于了解细胞的分化和 T 细胞亚群的数量和质量变化，对多种疾病诊断具有参考意义。

（3）蛋白质的提纯：利用 mAb 与相应抗原结合的高度特异性，采用亲和层析方法可用于蛋白质的提纯。如用 HBV 的 HBsAg-mAb 与活化琼脂糖结合制备亲合层析柱，用于分离提纯 HBsAg。

（4）肿瘤的导向治疗及放射免疫显像技术：将 mAb 与抗癌药物或毒素偶联，可形成"生物导弹"。把这种抗体"导弹"注射到癌症患者的血液中，定位到癌细胞上，然后与抗体结合的抗癌药物或毒素杀伤和破坏癌细胞，而且很少损伤正常组织细胞。以放射性核素标记 mAb 用于体内诊断，结合 X 线断层扫描技术可对肿瘤的大小及其转移灶做出定位诊断。

（5）应用抗 T 细胞 mAb 可防止器官移植排斥反应和治疗某些自身免疫性疾病。

（李忠玉　陆春雪）

第十四章 免疫印迹技术

免疫印迹（immunoblotting）又称蛋白质印迹（western blotting），是一种借助抗原抗体反应的高度特异性来鉴定样品中的某种蛋白的方法，并能对蛋白进行定性和半定量分析。该法是在凝胶电泳和固相免疫测定技术的基础上发展起来的一种新的免疫生化技术。由于免疫印迹具有十二烷基磺酸钠-聚丙烯酰胺凝胶电泳（SDS-PAGE）的高分辨力和固相免疫测定的高特异性和敏感性，并且方法简便，标本可长期保存，结果便于比较，故广泛应用于分子生物学、免疫学等领域。

实验四十六 免疫印迹技术

【实验目的】
掌握免疫印迹技术的原理和方法；了解免疫印迹技术的应用。

【实验原理】
蛋白质样品经过 SDS-PAGE 或非变性电泳（Native-PAGE）等分离后，通过转移电泳原位转印至 NC 膜或其他膜的表面，并保持其原有的物质类型和生物学活性不变，利用抗原与抗体结合的特异性，与相应的一抗孵育，用二抗放大一抗检测到的信号，并显示检测信号，从而判断膜上有无待测蛋白质抗原及量的多少。

【实验器材】
（1）试剂：1×PBS、1×SDS 样品缓冲液、30%丙烯酰胺储存液、1.5mol/L pH8.8 Tris-HCl 分离胶缓冲液、0.5mol/L pH6.8 Tris-HCl 浓缩胶缓冲液、四甲基乙二胺、10% 过硫酸铵溶液、0.025mol/L pH8.3 Tris-甘氨酸电泳缓冲液、转移缓冲液、洗涤缓冲液（TBS/T）、四溴苯酚磺酞、考马斯亮蓝、冰乙酸、甲醇、脱脂奶粉或 BSA、底物缓冲液。

（2）器材：电泳仪、垂直电泳槽、转移电泳槽、NC 膜。

（3）待检样品。

【实验方法】
免疫印迹技术包括 4 个主要部分：①样品的制备；②蛋白质的分离；③蛋白质的转移：将已分离的蛋白多肽转移至固相介质上；④免疫学检测：应用抗原抗体反应对检品进行特异性分析鉴定。

1. 样品的制备　样品可为细胞、组织、培养上清、免疫沉淀或亲和纯化的蛋白、细菌表达的重组蛋白等，以细胞样品为例，其制备过程如下。

（1）收集已处理的细胞，用 1×PBS 洗涤细胞 2 次。

（2）加入细胞裂解液 1×SDS，刮落细胞，转移到 Ep 管，超声以剪切 DNA 降低样品黏性。

（3）100℃ 5～10min 煮沸样品，12 000g 离心 5 min。

（4）电泳分离：取 15～20μl 上清上样至 SDS-PAGE 胶电泳。

2. SDS-PAGE 分离蛋白质　SDS-PAGE 将强阴离子去污剂 SDS 与二巯基乙醇并用，阴离子去垢剂 SDS 能破坏蛋白质中的氢键和疏水键，按一定比例和蛋白质分子结合成复合物，使蛋白质带负电荷的量远远超过其本身原有的电荷量，掩盖了各种蛋白质分子间的天然电荷差异；巯基乙醇使电泳的迁移率不再受原有分子形状的影响。因此蛋白质在聚丙烯酰胺凝胶电泳中的迁移率主要取决于其分子量的大小，借助已知分子量的标准参照物，则可测算出多肽的分子量，其具体程序如下。

（1）安装垂直板电泳装置：用洗洁精、清水和无水乙醇清洗两块玻璃板，晾干后安装。

（2）制备 SDS-聚丙烯酰胺凝胶

1）配分离胶：根据所分离的蛋白分子量和玻板的大小分别选择丙烯酰胺凝胶浓度和确定配胶体积（不同浓度分离胶的配置方法见表 4-14-1）。将分离胶灌入装好的垂直板中，至距离短玻璃顶端约 2cm 处。避免形成气泡，在胶液上面加一层双蒸水，静置，待凝胶与水的界面清晰时，说明分离胶已聚合（约 30min），去除水相，用滤纸吸干残存的液体。

表 4-14-1　不同浓度分离胶的配置方法（单位：ml；体积：10ml）

组分　　　　分离胶浓度	6%	8%	10%	12%	15%
H_2O	5.3	4.6	4.0	3.3	2.3
30%丙烯酰胺溶液	2.0	2.7	3.3	4.0	5.0
1.5mol/L Tris（pH8.8）	2.5	2.5	2.5	2.5	2.5
10%SDS	0.1	0.1	0.1	0.1	0.1
10%过硫酸铵	0.1	0.1	0.1	0.1	0.1
TEMED	0.008	0.006	0.004	0.004	0.004
可分离蛋白的分子大小（kDa）	55～175	40～150	20～100	15～80	5～50

2）配浓缩胶：配制 5%浓缩胶（表 4-14-2），并将混匀的浓缩胶沿玻板壁缓缓加在分离胶上面，然后插上梳子，静置 20～30min。灌入垂直板中至短玻璃顶端，避免产生气泡，插入梳子，静置待胶聚合，拔去梳子，用电极缓冲液冲洗加样孔，以去除未聚合的丙烯酰胺。

表 4-14-2　5%浓缩胶的配置方法（单位：ml）

组分　　　　体积	1	2	3	4	5	6	8	10
H_2O	0.68	1.4	2.1	2.7	3.4	4.1	5.5	6.8
30%丙烯酰胺溶液	0.17	0.33	0.5	0.67	0.83	1.0	1.3	1.7
1.0mol/L Tris（pH6.8）	0.13	0.25	0.38	0.5	0.63	0.75	1.0	1.25
10%SDS	0.01	0.02	0.03	0.04	0.05	0.06	0.08	0.10
10%过硫酸铵	0.01	0.02	0.03	0.04	0.05	0.06	0.08	0.10
TEMED	0.01	0.02	0.03	0.004	0.005	0.006	0.008	0.01

3）将凝胶固定在电泳槽中，上下槽各加入 Tris-甘氨酸电泳缓冲液，去除两玻璃板间凝胶底部的气泡。

（3）样品上样：用微量加样注射器吸取 20μl 样品，加到加样孔底部，每加完一个样品需清洗微量加样注射器。样品加完后如有剩余加样孔，应加上等体积的 1×SDS 凝胶加样缓冲液。为了便于比较蛋白电泳结果和免疫印迹结果，采取对称加样。

（4）电泳：将电泳装置接通电源。开始电泳时，电压为 80V，当样品进入分离胶后，将电压调到 150V。继续电泳至样品前沿抵达分离胶底部，断开电源。

（5）卸胶、染色、脱色：取出电泳玻板，卸下夹子，小心取出凝胶。将凝胶放入一器皿内，倒入考马斯亮蓝染色液，放于平缓摇动的脱色摇床上于室温染色 40min，倒出回收染色液，加入脱色液，平缓摇动约 30min 可见蓝色蛋白条带。

（6）凝胶成像：将已脱色的凝胶置于凝胶成像仪上拍照。

3. 蛋白质转移电泳　转移电泳是将经过 SDS—PAGE 分离后的蛋白多肽带原位、精确地转印至固相介质上，并保持其原有物质类型和生物学活性，以利于进一步分析与鉴定。常用的转移方法主要有两种：槽式湿转和半干转移。前者操作容易，转移效率高；而后者适用于大胶的蛋白转移，所用缓冲液少。以下为槽式湿转的操作步骤。

（1）凝胶电泳结束前 30min，将 NC 膜浸泡在转移缓冲液中。

（2）取出凝胶，按照滤纸/凝胶/NC 膜/滤纸顺序放在电泳转移支架上，置于装满转移电泳缓冲液的电泳槽中，NC 膜朝正极面，胶朝负极面。

（3）接通电源，100V，1h（电流约为 0.3A）或恒压 50V，4℃电泳过夜，转膜结束后，切断电源，取出 NC 膜。

4. 免疫学检测　利用抗原抗体反应对样品进行特异组分的分析和鉴定。常用的固相免疫检测法有放射自显影法、酶免疫测定（EIA）及 FIA 等。其中以酶免疫测定法应用较广，因其灵敏、快速、简便易行。目前大多采用酶标记抗体间接染色法，其大致步骤是将转印后的 NC 膜先与第一抗体共育，洗涤后，再与酶标记的第二抗体（抗抗体）共育，洗涤后，浸于底物溶液中显色。

（1）取出 NC 膜做好标记，TBS/T 洗涤 5～10min，共 3 次。

（2）置膜于封闭缓冲液（5%脱脂牛奶）中 1h，室温，摇动或 4℃过夜。TBS/T 洗涤。

（3）加入合适稀释度的一抗，室温孵育 1～2h 或 4℃过夜，缓慢摇动。TBS/T 缓冲液洗 3 次，每次 5min。

（4）加入合适稀释度的 AP 或 HRP 标记的二抗，室温孵育 1h，缓慢摇动。TBS/T 缓冲液洗 3 次，每次 5min。

（5）蛋白检测（显色法或发光法，按相应试剂说明操作）。

【实验结果】

1. 显色法　AP 可以将无色底物 5-溴-4 氯吲哚磷酸盐（BCIP）转化为蓝色的产物；HRP 可以以 H_2O_2 为底物，将 3-氨基-9-乙基咔唑氧化成褐色产物或将 4-氯萘酚氧化成蓝色产物，因此反应呈不同颜色的条带。

2. 发光法　HRP 在 H_2O_2 存在下，氧化化学发光物质鲁米诺并发光，通过底片感光可见蛋白质条带。

3. 其他　若二抗为放射性同位素标记，则通过放射自显影技术检测，可见蛋白质条带；荧光素异硫氰酸盐标记的二抗可通过紫外灯光线检测蛋白质条带；金标记的二抗通过微小的金颗粒包裹，与一抗结合时可出现红色条带等。

【注意事项】

（1）选用合适的 SDS-PAGE 胶浓度，使目的蛋白可以得到较好的分辨力。

（2）操作要轻柔，戴手套，不要在转移膜上造成任何刮痕。在整个操作中，转移膜要始终在液体中，不能干燥。

（3）转移电泳时，NC 膜置于正极面，胶置于负极面，切勿放错正负极，并且每两层之间不能有气泡，否则影响样品的转移。

（4）蛋白印迹中转移在膜上的蛋白处于变性状态，空间结构改变，因此那些识别空间表位的抗体不能用于 western blot 检测。

【思考题】

1. 样品经 SDS-PAGE 后，凝胶上有目标蛋白，但为什么不能转移到膜上？

2. 若样品中蛋白质分子量很小（10kDa），含量较低，在进行免疫印迹时应注意哪些问题？

3. 如何解决免疫印迹法中最常见的非特异性条带高本底的问题？

（程　文　陈超群）

第十五章 LAK 细胞的制备

LAK 细胞即淋巴因子激活的杀伤细胞（lymphokine activated killer，LAK）的简称，是在 IL-2 刺激下诱导产生的能破坏肿瘤细胞的杀伤细胞，可杀伤自体、同种异体和异体的多种不同的肿瘤细胞，具有广谱的抗肿瘤作用。LAK 细胞输入静脉后，有亲肿瘤性，包绕在肿瘤的周围直接接触肿瘤，甚至可进入肿瘤细胞内，释放杀伤因子，使肿瘤细胞肿胀，细胞膜不完整，出现大小不等空泡，细胞核浓缩而后碎裂，肿瘤细胞进而溶解消失，不但使原瘤消退，还可以使转移瘤消失。因此，LAK 细胞具有 NK 细胞和细胞毒性 T 细胞（CTL）无可比拟的杀伤效应，在肿瘤免疫治疗中具有重要地位。

实验四十七 LAK 细胞的制备和活性检测

【实验目的】

了解 LAK 细胞的制备方法并对其生物学活性进行检测。

【实验原理】

LAK 细胞并非是一个独立的淋巴细胞群或亚群，而是 NK 细胞或 T 细胞体外培养时，在高剂量 IL-2 等细胞因子诱导下成为能够杀伤对 NK 不敏感肿瘤细胞的杀伤细胞，外周静脉血、脾脏和脐带血的淋巴细胞可作为 LAK 来源。如将患者的外周血中分离的淋巴细胞与一定量的淋巴因子（IL-2）在体外培养 4～7d，淋巴细胞被激活，即为 LAK 细胞。该细胞能杀伤体内原有 CTL 或 NK 细胞未能杀伤的肿瘤细胞，但对正常细胞无杀伤作用。通过同位素法如 ^{51}Cr 释放试验、发光免疫测定法及 MTT 比色法等可检测 LAK 细胞的活性。

【实验材料】

（1）试剂：PHA；RPMI-1640；MTT；酸化异丙醇（含 0.04mo1/L HC1 的异丙醇）；24 孔细胞培养板及 96 孔细胞培养板；rhIL-2；新生牛血清（NCS）等。

（2）肿瘤细胞系：Raji 细胞、Daudi 细胞为 B 细胞性白血病细胞株；Molt-4 为 T 细胞性白血病细胞，对 LAK 细胞敏感，而对 NK 细胞毒作用不敏感；所有细胞株均培养在含 10%～20% NCS 的 RPMI-1640 完全培养液中，取对数生长期细胞经不完全培养液洗涤，台盼蓝染色计数，以含 20% NCS 的 RPMI-1640 培养液调整细胞浓度至 2×10^6/ml 备用。

【实验方法】

1. LAK 细胞的制备

（1）PBMC 的制备及其 LAK 细胞的诱导

1）制备 PBMC：取外周血，加肝素抗凝，加等量 RPMI-1640 培养液混合后加在 Ficoll 分离液分层液面上离心，取中、上层交界处的白色云雾状狭窄带，即得到 PBMC。PBMC 用 RPMI-1640 培养液洗涤后制成细胞悬液，用含 20% NCS 的 RPMI-1640 完全培养液调整细胞浓度至 1×10^6/ml。

2）将上述细胞加入 24 孔培养板孔中，同时加入 60μg PHA，rhIL-2（终浓度为 500U/ml），将细胞置 37℃，5% CO_2 条件下培养，2～3d 换液一次。吸弃 1/2 上清，加入含 100U/ml 的重组人 IL-2 及含 20%FCS 的 RPMI-1640 培养液，继续培养 3d，收集细胞，即为 LAK 细胞。

（2）脾细胞的制备及其 LAK 细胞的体外诱导

1）将通过灌注去除红细胞后的正常人外伤摘除的脾脏，用注射器芯将脾细胞轻轻挤压通过 100 目和 200 目不锈钢网过滤，制备成单个脾细胞悬液，经离心洗涤后，用含 20% NCS 的 RPMI-1640 完全培养液调整细胞浓度至 1×10^6/ml。

2）将上述细胞悬液接种于 24 孔培养板（1ml/孔），加入 rhIL-2，终浓度为 500U/ml，将细胞置 37℃，5%CO_2 条件下培养，2～3d 换液一次，最终收集细胞，即为 LAK 细胞。

2. LAK 细胞活性检测　LAK 细胞活性的测定基本同 NK 活性测定方法。但所用靶细胞为对 NK 不敏感的肿瘤细胞，如淋巴瘤细胞 Rajf 、Dandi 或自体肿瘤细胞。常采用同位素法如 ^{51}Cr 释放试验、发光免疫测定法及 MTT 比色法等。本实验介绍 MTT 比色法。

（1）用含 IL-2 的 20% NCS 的 RPMI-1640 培养液调整 LAK 细胞至 1.5×10^6/ml。

（2）LAK 细胞与不同的白血病细胞株按效靶为 1：20～1：1 的比例分别取 100 μl 接种于 96 孔平底培养板内共同培养，每个试验做 3 个复孔。设不同浓度效应细胞 200μl/孔单独培养，测定效应细胞的吸光度。同时将不同的白血病细胞株分别用 20% NCS 的 RPMI-1640 培养液调整至 3×10^4～1×10^5/ml，取 100 μl 细胞悬液和 100 μl 培养液接种于 96 孔培养板中，每个浓度接种 3 复孔，以测定不同浓度肿瘤细胞的吸光度。

（3）将上述接种好的细胞培养板置 37℃，CO_2 温箱孵育 20h。

（4）于终止培养前，每孔加入 MTT 10μl，混匀后再培养 4～6h。

（5）吸弃上清液，每孔加入溶剂（DMSO）100μl，稍振荡待甲瓒产物充分溶解。

（6）在酶标仪上，测定 A_{560nm}。

【实验结果】

脾细胞或 PBMC 的淋巴细胞在 IL-2 的诱导下形成 LAK 细胞。LAK 细胞能够杀伤效应靶细胞，显微镜下可见效应细胞大部分被杀死，死亡的肿瘤细胞脱落、聚集成团，细胞质浓缩，胞核色深，尚可见大量细胞碎片。

细胞毒性百分率按下列公式计算：细胞毒性（%）= [1－（$A_{e+t}-A_e$）/A_t] × 100%。

注：A_{e+t}=效应细胞孔 A 值+靶细胞孔 A 值，A_e=相应浓度单独效应细胞的 A 值，A_t=相应浓度单独靶细胞的 A 值。

【注意事项】

（1）靶细胞的质量是影响细胞标记率、自然释放率及实验稳定性的重要因素。一般要求靶细胞的自然释放率＜10%。

（2）吸取细胞培养上清时，应尽可能不吸动沉淀的细胞。

（3）进行同位素释放试验时，各管（孔）加入的靶细胞不能太少，且靶细胞的同位素标记率也不能太低，否则会增加实验误差。同时应注意实验防护和环境污染等问题。

（4）选择对 LAK 细胞敏感，对 NK 细胞毒作用不敏感的肿瘤细胞系进行试验。

【思考题】

1. 简述 LAK 细胞细胞毒性测定检测原理、方法、结果判定与应用。

2. 简述 LAK 细胞杀伤靶细胞的特点。

（李忠玉　刘　玮）

第十六章　HLA 分型技术

HLA 是人类白细胞抗原（human leukocyte antigen）的简称，是 HLA 基因（或 HLA 基因复合体）编码的产物，通常称为 HLA 分子或 HLA 抗原。HLA 基因复合体位于人类第 6 号染色体短臂，共有 224 个基因座位。经典的 HLA-Ⅰ类基因包括 A、B、C 3 个座位，其产物称为 HLA-Ⅰ类分子；经典的 HLA-Ⅱ类基因包括 DR、DQ、DP 3 个亚区，其产物称为 HLA Ⅱ类分子；HLA Ⅲ类基因主要为补体基因，其产物主要为补体 C4、C2 和 Bf。HLA 分型对于寻找合适的器官移植供者和受者、分析疾病易感基因、法医学上进行亲子鉴定，以及研究种族差异、人类的起源与进化等方面，均有重要意义。

HLA 分型技术主要包括血清学分型技术、细胞学分型技术和 DNA 分型技术。血清学分型法是一种古老而应用广泛的方法，细胞学分型法因其用于分型的细胞难以获得及操作繁琐而逐渐被分子生物学方法所取代；DNA 分型法，又称等位基因分型法或分子生物学分型法，除可用于各种 HLA 型别的检测外，还有利于发现新的等位基因，是一种具有发展潜力的 HLA 分型法。

实验四十八　HLA 的血清学分型法

血清学分型方法无需特殊的仪器设备，操作简便易行，在临床大器官移植方面仍发挥着重要作用。其缺点是需要花费大量时间去筛选抗血清，且不同批号的抗血清其检测结果常有不同。该法主要用于 HLA-Ⅰ类抗原的分型；若对 HLA-Ⅱ类抗原中的 HLA-DR 和 HLA-DQ 抗原进行分型，所用抗血清必须经血小板吸收，以除去针对 HLA-Ⅰ类抗原的抗体，待测细胞也应为纯化的 B 细胞。

【实验目的】

了解 HLA 的血清学分型法检测 HLA-A、HLA-B、HLA-C、HLA-DR 和 HLA-DQ 抗原（serologically defined antigen，SD）的原理和方法。

【实验原理】

应用一系列已知的抗 HLA 的特异性标准分型血清，与待测的淋巴细胞混合，若淋巴细胞上有相应的 HLA 抗原，在补体的介导下引起淋巴细胞膜损伤，导致细胞膜的通透性增加、细胞死亡，染料（台盼蓝或伊红）可通过细胞膜进入细胞内使细胞着色，故可用于指示死细胞或濒死细胞；若淋巴细胞上没有相应的 HLA 抗原，则细胞存活，活细胞不被染料着色。

此法因分型血清和淋巴细胞用量少，故称为微量淋巴细胞毒性试验（microlymphocytotoxicity test），又称补体依赖的细胞毒（complement dependent cytotoxicity，CDC）试验，目前国际上统一采用 Terasaki 改良的微量细胞毒试验，用于检测 SD 抗原，包括 HLA-A、HLA-B、HLA-C、HLA-DR 和 HLA-DQ 抗原。

【实验器材】

（1）HLA分型血清：取多次经产妇或计划免疫志愿者的血清进行筛选，但筛选工作十分复杂，所得抗血清须经标准品鉴定。此项工作通常由从事血液与输血研究的专业机构完成，为各实验室提供成套的标准HLA分型血清微量细胞毒试验板（简称HLA分型板，通称Terasaki板）。

（2）家兔补体：兔补体质量对HLA分型结果影响甚大，一般是从多只健康家兔（至少10只以上）心脏采血分离血清，经检查合格后混合，小量分装，冷冻干燥后低温（−30℃以下）保存，两年内不失效。−60℃保存可使用半年。亦可选用质量可靠的商品补体制剂。

（3）对照血清：阳性对照为马抗人淋巴细胞血清，阴性对照为不含HLA抗体的AB型人血清。

（4）5%伊红水溶液：伊红Y 5.0g溶于100ml重蒸水中，用滤纸过滤2～3次后使用。

（5）中性福尔马林：37%甲醛以1mol/L NaOH调pH至7.2，配成10%浓度。

（6）淋巴细胞分离液（比重1.077）。

（7）其他：微量加样器、倒置显微镜、水平离心机、培养箱。

【实验方法】

（1）按常规方法分离淋巴细胞（PBMC），调整细胞浓度至$(2.5\sim3.0)\times10^6/ml$。

（2）用台盼蓝染色法检查所分离细胞的活性：取2滴细胞悬液加1滴2%台盼蓝染液，5～10min后取样做湿片高倍镜检。活细胞不着色，死细胞染成蓝色。计数200个细胞，计算活细胞百分率，一般细胞活性应在95%以上。

（3）从超低温冰箱取出HLA-Ⅰ类抗原分型试验板，待其溶化，做好标记。同时设阳性血清对照、阴性血清对照及补体对照。

（4）HLA-A、B、C抗原分型时，分型板每孔加待检淋巴细胞悬液1μl（含2000～2500个细胞），轻轻振动反应板，使细胞与血清充分混合，25℃培育30min。

（5）每孔加入兔补体5μl，混匀，25℃温育60min。

（6）每孔加入5%伊红水溶液5μl，室温染色5min。

（7）每孔加10%中性福尔马林10μl，固定和终止反应。

（8）静置2h或4℃过夜，使细胞充分沉到孔底后，分型板用倒置相差显微镜观察。

【实验结果】

结果判断原则为阳性对照——死亡细胞应大于80%；阴性对照——死亡细胞应小于2%左右。估计死细胞占全部细胞的百分比，可以反映出抗原与抗体反应的强度。国际通用的判断方法为NIH记分法，其读数记分标准见表4-16-1。

表4-16-1　读数记分标准

死细胞	记分	意义
	0	因沉渣过多无法判断结果或无细胞
1%～10%	1	阴性
11%～20%	2	可疑阴性
21%～40%	4	可疑阳性
41%～80%	6	阳性
>80%	8	强阳性

【注意事项】

（1）微量反应板（分型板）本身应对细胞无毒性。

（2）分型用的血液标本以玻璃珠脱纤维抗凝为好，可使淋巴细胞获得率高，血小板污染较少，结果易观察。将血液注入装有玻璃珠的瓶内轻轻摇动 15～20min，至有白色纤维蛋白凝块包绕于玻璃珠外为止。

（3）反应温度应控制在 25℃或室温。

（4）应避免补体受热或反复冻融而失去活性。

【思考题】

1. 为什么对 HLA-Ⅱ类抗原中的 HLA-DR 和 HLA-DQ 抗原进行血清学分型时，所用抗血清必须经血小板吸收？血小板表面有 HLA 几类抗原？

2. 血清学方法中的 HLA 分型血清，通常取自多次妊娠的经产妇，原因是什么？

实验四十九　HLA 的细胞学分型法

细胞学分型法是以混合淋巴细胞培养（mixed lymphocyte culture，MLC）或称混合淋巴细胞反应（mixed lymphocyte reaction，MLR）为技术基础的 HLA 分型法，能用本法测定的抗原称为 LD 抗原，包括 HLA-D 和 HLA-DP 抗原。MLC 法又分为单向 MLC 法和双向 MLC 法。

一、双向 MLC 法

【实验目的】

了解双向 MLC 法的原理和实验方法。

【实验原理】

遗传型不同的两个体的淋巴细胞在体外混合培养时，由于两者细胞上的 HLA 抗原不同，能相互刺激导致对方淋巴细胞增殖，故称双向 MLC。如果两者的 HLA 抗原相配，则相互刺激作用很小，细胞无明显增殖；如果两者的 HLA 抗原不相配，则相互刺激作用大，细胞被活化并增殖，形态上呈现细胞转化和分裂现象，可通过形态法计数转化细胞百分比；此外，还可通过 ^{3}H-TdR 掺入法来反映淋巴细胞的增殖强度（两者细胞的 HLA 抗原不相配，相互刺激，细胞增殖活跃、DNA 合成增加，^{3}H-TdR 掺入量也会随之增加）。本试验中，双方的淋巴细胞既是刺激细胞，又是反应细胞。

本法不能判断 HLA 型别，只能说明供、受者 HLA 抗原相配的程度，双向 MLC 强度与两个体之间 HLA 抗原差异呈正比，器官或细胞移植时，应选择 MLC 最弱者作为供体。

【实验器材】

（1）淋巴细胞分离液、肝素、瑞氏染液。

（2）含 20%AB 血清的 RPMI-1640 培养液：加 20%灭活的 AB 血清、1%双抗（青霉素、链霉素各 10 000U/100ml）。

（3）3H-TdR、闪烁液、5%三氯乙酸。

（4）水平离心机、超净工作台、CO_2 培养箱、倒置显微镜、48 孔细胞培养板、β 液体闪烁计数器、孔径为 0.3μm 的玻璃纤维滤纸、培养管（11mm×60mm 玻璃小试管，用橡皮塞塞紧）。

【实验方法】

1. 形态学计数法

（1）静脉采血：无菌采集静脉血 10～20ml 于加肝素的无菌瓶中（每毫升全血需 30～50U 肝素抗凝）。

（2）分离 PBMC：按常规法用淋巴细胞分离液分离 PBMC，用含 20%AB 型血清的 RPMI-1640 培养液调整细胞浓度至 $1 \times 10^6/ml$。

（3）细胞培养：试验分反应管和自身对照管。反应管中加双方细胞 0.2ml，自身对照管中加自身细胞 0.4ml，用橡皮塞塞紧，置 37℃ 培养箱中培养 6d。每个试验组设 3 个平行管。

（4）涂片：用毛细滴管吸弃上清液，沉淀物涂片。涂片时推片头尾不宜过长，一个标本涂 2 张，一厚一薄。

（5）染色观察：待涂片自然干燥后，将瑞氏染液滴加于细胞涂层上染 1min，加等量蒸馏水摇匀后再染 8～10min，用蒸馏水洗去染液，晾干后高倍镜或油镜下观察计数，计算细胞转化率。

分别取推片头、中、尾 3 段，计数 200 个淋巴细胞，包括转化和未转化的淋巴细胞。以下 3 种均可作为转化的淋巴细胞。

1）淋巴母细胞：体积明显增大，为成熟淋巴细胞的 3～4 倍。核膜清晰、核染色质疏松呈细网状。核内见明显核仁 1～4 个。细胞质丰富，嗜碱性，有伪足样突起，细胞质内有时可见小空泡。

2）过渡型淋巴细胞：具有上述淋巴母细胞的某些特征。核质疏松，可见核仁，细胞质增多，嗜碱性强，比静止淋巴细胞大。

3）核分裂细胞：核呈有丝分裂，可见许多成堆或散在的染色体。

2. ^{3}H-TdR 掺入法

（1）静脉采血：无菌采集静脉血 10～20ml 于加肝素的无菌瓶中（每毫升全血需 30～50U 肝素抗凝）。

（2）分离 PBMC：按常规法用淋巴细胞分离液分离 PBMC，用含 20%AB 型血清的 RPMI-1640 培养液调整细胞浓度至 $1 \times 10^6/ml$。

（3）细胞培养：试验分反应管和自身对照管。反应管中加双方细胞 0.2ml，自身对照管中加自身细胞 0.4ml，用橡皮塞塞紧，置 37℃ 培养箱中培养 5d。每个试验组设 3 个复管。

（4）在培养 5d 的培养物中加入浓度为 25μCi/ml 的 ^{3}H-TdR 20μl，轻轻摇匀后继续培养 18h。

（5）终止培养，用多头细胞收集器收集细胞于玻璃纤维滤纸上。用生理盐水充分洗涤，以洗除游离的 ^{3}H-TdR。

（6）加 5%三氯乙酸 5ml 固定细胞。

（7）加无水乙醇 2ml 脱水脱色。

（8）将玻璃纤维滤膜置 60～80℃ 烤箱烘干，顺次放入测量瓶内，加 5ml 闪烁液，置 β 液体闪烁计数器中测量样品的放射性，换算成 cpm。

【实验结果】

1. 形态学计数法

根据上述形态学指标，计算出淋巴细胞转化的百分率：

$$淋巴细胞转化率（\%）= \frac{转化的淋巴细胞数}{转化和未转化的淋巴细胞总数} \times 100\%。$$

2. ^{3}H-TdR 掺入法　MLC 的结果可用 cpm、刺激指数（stimulation index，SI）或相对反应值（relative response，RR）表示。cpm 能反映 ^{3}H-TdR 掺入细胞的程度。SI 在一定程度上反映出细胞的刺激强度。SI_{AmB} = AmBcpm/BmBcpm；SI_{BmA} = BmAcpm/ AmAcpm。

SI_{AmB} 表示 A 细胞刺激 B 细胞的强度，SI_{BmA} 表示 B 细胞刺激 A 细胞的强度。

RR：因 SI 受对照组影响较大，有时会造成一些假象。为了克服因对照组敏感性不同而引起的误差，引出了相对反应值 RR 的概念。

$$RR（\%）= \frac{试验cpm - 对照cpm}{参考cpm - 对照cpm} \times 100\%。$$

参考 cpm 可被认为是无关者刺激的结果。该值可以是实验室备有的混合刺激细胞的反应均值，也可以是 3 个无关刺激反应的均值，或是一组试验中的最高值。

【注意事项】

（1）形态学计数法不需特殊设备，没有放射性污染，一般实验室均可采用。但判定结果受主观因素影响较大，重现性较差，测定效率低，已逐渐被同位素掺入等方法所取代。

（2）细胞培养需要一个稳定的 pH 环境，最好放在 5%CO_2 培养箱中培养。

（3）因整个培养时间长达 6d，故每一步骤都要严格无菌操作，所有器材和试剂都必须经高压灭菌或过滤除菌。否则，因污染可能会导致实验失败。

（4）实验过程中使用的同位素，须严格按照同位素操作规则进行操作，以防污染环境。

（5）同位素掺入法的影响因素较多，如细胞浓度、培养时间、培养液成分及 ^{3}H-TdR 的活性等，故应严格控制实验条件。

【思考题】

1. 双向 MLC 法中的形态学计数法和 ^{3}H-TdR 掺入法，各有何优缺点？

2. 在器官或细胞移植时，供、受者需采血进行双向 MLC，为什么说应选择 MLC 最弱者作为供体？

二、单向 MLC 法

单向 MLC 法的原理：将已知 HLA 型别的分型细胞通过丝裂霉素 C 或 X 线照射预处理，使其失去增殖能力而成为刺激细胞；受检者的 PBMC 仍具有增殖能力，作为反应细胞。两者混合培养时，若反应细胞与分型细胞（即刺激细胞）的 HLA 不同，反应细胞受刺激细胞表面的 HLA 抗原刺激发生应答而增殖，用 ^{3}H-TdR 掺入法测定细胞的增殖强度，以判断受检者的 HLA 型别。根据选用的刺激细胞类型不同，单向 MLC 法可分为阳性分型法和阴性分型法。

1. 阴性分型法　使用的刺激细胞为标准分型细胞，即表面只有一种 LD 抗原的纯合子分型细胞（homozygous typing cell，HTC），故阴性分型法又称为纯合子细胞分型法。当 HTC（刺激细胞）与待分型细胞（反应细胞）混合培养时，若待分型细胞的 LD 抗原与 HTC

相同，则不发生或仅出现轻微的增殖反应；反之，则会发生细胞增殖反应，增殖的强度与两种细胞表面 LD 抗原的差异成正比。

2. 阳性分型法　由于 HTC 难以获得，有时只能选用预致敏淋巴细胞作为标准分型细胞，进行 HLA-D、HLA-DP 的分型，故阳性分型法又称为预致敏淋巴细胞分型法（primed lymphocyte typing，PLT）。以 HLA-DP 分型为例，在进行 PLT 之前，将反应细胞（未处理的 PBMC）与已知的、只有某种 HLA-DP 不同（即 HLA-A、HLA-B、HLA-C、HLA-D 、HLA-DR 和 HLA-DQ 相同）的刺激细胞共育进行单向 MLC，即可获得只对 HLA-DP 具有识别能力的致敏淋巴细胞。在进行 PLT 时，以此预先致敏的淋巴细胞为反应细胞，而用丝裂霉素 C 或 X 线照射处理的待测细胞作为刺激细胞，进行单向 MLC。若待测细胞的 HLA 型别与致敏淋巴细胞预先所识别的型别相同，则会对此型 HLA 抗原呈现明显的再次应答，即阳性反应；反之，不出现明显的再次应答，则说明待测细胞没有此 HLA-DP 抗原。

HLA-D 抗原可用阴性分型法和阳性分型法检测，HLA-DP 抗原只能用阳性分型法检测。细胞分型法的分型细胞或是来源困难，或是制备繁琐，且试验耗时较长，不适合临床常规检验，已逐步被分子生物学分型法所取代。单向 MLC 法的操作步骤在此不再赘述。

实验五十　HLA 的 DNA 分型法

经典的 HLA 血清学分型法和细胞学分型法，作为传统的 HLA 分型技术，在临床器官移植中曾发挥了重要的作用。但血清学分型法标准分型血清难以获得，细胞学分型法的标准分型细胞来源受限；此外，血清学的表型相同，DNA 的核苷酸序列不一定完全相同；HLA 的个体遗传学差异的本质不是血清学方法所检测的基因产物，而是在编码基因产物的 DNA 水平上。因此，应用分子生物学技术，在 DNA 水平上进行 HLA 分型正逐步取代血清学和细胞学分型方法。目前常用的 DNA 分型方法有限制性片段长度多态性-聚合酶链反应（PCR-restriction fragment length polymorphism，PCR-RFLP）、单链构象多态性-聚合酶链反应（PCR-single strand conformation polymorphism，PCR-SSCP）、序列特异性寡核苷酸-聚合酶链反应（PCR-sequence specific oligonucleotide，PCR-SSO）及序列特异性引物-聚合酶链反应（PCR sequence specific primer，PCR-SSP）等。以下重点介绍 PCR-SSP 方法。

【实验目的】
了解 PCR-SSP 法进行 HLA DNA 分型的原理和方法。

【实验原理】
编码各种(或各类)HLA 抗原表型的等位基因均可用相应的序列特异性引物进行扩增。通过核苷酸碱基序列的多态性和已知的 DNA 序列，设计各种具有型特异性、组特异性或等位基因特异性的引物，通过控制 PCR 反应条件，特异性引物仅扩增与其相应的等位基因，而不扩增其他的等位基因。这种特异性的 PCR 扩增产物可通过琼脂糖凝胶电泳检出，是鉴定特异性等位基因的基础。

HLA 基因扩增的特异性包括座位特异性（locus-specific），如 HLA-A、HLA-B、HLA-DRB1 等；组特异性（group-specific），如 DRB1-01、DRB1-02 等；等位基因特异性（allele-specific），如 DRB1-0401、DRB1-0402 等。PCR 扩增产物的特异性取决于引物的序列和扩增条件。

PCR-SSP 法操作简便快速，实验结果容易判断，纯合子也易于检出，是目前临床器官移植配型的常用方法之一。不足之处在于，为检出所有的等位基因，必须用多个引物进行扩增。以下以 HLA-DRB 和 HLA-DR2 位点的检测为例进行介绍。

【实验器材】

（1）基因组 DNA 抽提：抗凝全血（抗凝剂为 5%EDTA-Na$_2$，抗凝剂：血=1∶5），蛋白酶 K、10%SDS、RBC 裂解缓冲液（0.32mol/L 蔗糖，1%Triton-100，5mmol/L MgCl$_2$，12mmol/L Tris-HCl，pH7.5）、DNA 稀释缓冲液（0.375mol/L NaCl，0.12mol/L EDTA-Na$_2$，pH8.0）、灭菌 ddH$_2$O、饱和 NaAc、TE 液等。

（2）PCR 扩增：PCR 扩增仪、紫外透射仪、电泳仪、Eppendorf 管、微量加样器、Tip、石蜡油、琼脂糖、Taq DNA 聚合酶、10×PCR buffer（500mmol/L KCl，100mmol/L Tris-HCl，15mmol/L MgCl$_2$，0.1%明胶）、dNTPs 溶液（各 1.25mmol/L）、引物（各 5μmol/L）、溴化乙啶、石蜡油、DNA Marker、HLA-DR2 阳性标准 DNA、HLA-DR2 阴性标准 DNA、加样缓冲液等。

（3）2%琼脂糖凝胶：称取 2g 琼脂糖，加 100ml 电泳缓冲液（0.5×TBE），充分煮沸溶解，加溴化乙啶 5μl（100μg/ml）。

【实验方法】

1. 基因组 DNA 的抽提

（1）分离白细胞：将 500μl 抗凝全血与 1ml RBC 裂解缓冲液混匀，13 000r/min，离心 1min，收集白细胞/细胞核，弃上清。用 100μl 无菌 ddH$_2$O 洗沉淀一次，弃上清。

（2）蛋白质的消化：加 80μl DNA 稀释缓冲液、40μl 10%SDS、30μl 蛋白酶 K（10mg/ml）、180μl ddH$_2$O，混匀，55℃孵育 10min。

（3）饱和 NaAc 沉淀蛋白质：加入 1/4 体积（110μl）的饱和 NaAc，剧烈震荡 15s，13 000r/min，离心 5min，将上清倒入另一 Eppendorf 管内。

（4）异丙醇沉淀 DNA：加入与上清液等体积的异丙醇，轻轻混匀，DNA 呈絮状析出，13 000r/min，离心 30s，收集 DNA。

（5）用 70%预冷的乙醇洗涤 DNA 3 次（洗去 DNA 中的盐），离心，弃上清液，于室温放置 3～5min（挥发残留的乙醇，但不要使 DNA 干燥，否则 DNA 极难溶解），加 TE 液 50μl 溶解 DNA。

2. DNA 的浓度测定及纯度判定

（1）DNA 浓度的测定：取 DNA 溶液用 TE 液适当稀释，以 TE 液作空白对照，在紫外分光光度计上读取 A$_{260}$ 的光密度值，按公式计算 DNA 浓度：DNA 浓度 μg/μl= A$_{260}$×50×稀释倍数/1000。

（2）DNA 纯度判定：在紫外分光光度计上读取 A$_{260}$ 和 A$_{280}$ 的光密度值，A$_{260}$/ A$_{280}$ 的比值应介于 1.7～2.0。

3. PCR-SSP 法扩增 HLA-DRB 和 HLA-DR2 基因

（1）PCR-SSP 法扩增 HLA-DRB 基因（座位/类特异性基因）。

1）设计一对 HLA-DRB 基因类扩增的特异性引物。

2）PCR 反应体系

1×PCR buffer	2μl
2mmol/L dNTP	2μl
Primer HLA-DRB-AMP-A（5 pmol）	1μl

Primer HLA-DRB-AMP-B（5 pmol）	1μl
1U/μl TaqDNA 聚合酶	1μl
基因组 DNA	4μl
灭菌 ddH$_2$O	9μl

（2）PCR-SSP 法扩增 HLA-DR2 基因（组特异性基因）：包括阳性对照、阴性对照和待测标本。

1）设计一对 HLA-DR2 基因组扩增的特异性引物

2）PCR 反应体系

1×PCR buffer	2μl
2mmol/L dNTP	2μl
Primer HLA-DRB-AMP-2（5 pmol）	1μl
Primer HLA-DRB-AMP-B（5 pmol）	1μl
1U/μl TaqDNA 聚合酶	1μl
基因组 DNA	4μl
灭菌 ddH$_2$O	9μl

（3）HLA-DRB 基因类扩增空白对照（不含基因组 DNA）

1×PCR buffer	2μl
2mmol/L dNTP	2μl
Primer HLA-DRB-AMP-A（5 pmol）	1μl
Primer HLA-DRB-AMP-B（5 pmol）	1μl
1U/μl TaqDNA 聚合酶	1μl
灭菌 ddH$_2$O	13μl

（4）PCR 反应参数：PCR 反应体系的体积为 20μl，上述各组分加入 Eppendorf 管后，滴加 2 滴灭菌石蜡油覆盖，按下面反应参数进行 PCR 扩增：

95℃预变性 1min→95℃，15s；61℃，60s；72℃，60s→72℃，5min→4℃保存

———————— 35 个循环 ————————

4. PCR 扩增产物的检测　取 PCR 扩增产物 5μl 与 2μl 加样缓冲液混匀，点样于 2%琼脂糖凝胶孔中，5V/cm 电压，电泳 10min，紫外灯下观察电泳后琼脂糖凝胶上显示的荧光条带并拍照存档。

【实验结果】

（1）HLA-DRB 基因类扩增，能扩增所有 HLA-DRB 基因第二外显子区域，长 274bp；HLA-DR2 基因组扩增，仅特异性扩增 HLA-DR2 基因第二外显子区域，长 261bp。

（2）HLA-DR2 阳性标本，在 HLA-DRB 基因类扩增和 HLA-DR2 基因组扩增中均有明亮的特异性 PCR 扩增产物条带；HLA-DR2 阴性标本，仅在 HLA-DRB 基因类扩增中有明亮的特异性 PCR 扩增产物条带。

（3）HLA-DRB 基因类扩增空白对照，无任何 PCR 产物。

【注意事项】

（1）使用 EDTA 或枸橼酸盐抗凝，不要用肝素抗凝，因为肝素抑制 Taq DNA 聚合酶活性。

（2）提取 DNA 过程中用到的试剂、器材等，必须进行无 DNA 酶化处理，即通过高压、干燥等方法除去 DNA 酶。

（3）DNA 制品的纯度：A_{260}/A_{280} 的比值应介于 $1.7 \sim 2.0$，若比值低于 1.7，表明有蛋白质污染，通常可再次进行酚、氯仿：异戊醇抽提除去蛋白质污染。如果采用淋巴细胞分离液先分离 PBMC，再提取基因组 DNA，所获得的 DNA 纯度要高得多。

【思考题】

1. 进行 HLA 的组织配型的方法有血清学分型法、细胞学分型法和 DNA 分型法，这 3 种方法各适合于什么情况？各自有何优缺点？你认为哪种分型方法最有前景，为什么？

2. 经典的 HLA-Ⅰ类抗原和 HLA-Ⅱ类抗原是指哪些抗原？它们在组织细胞表面的分布情况如何？

实验五十一　骨髓移植的 HLA 配型

HLA 复合体是人体多态性最丰富的基因系统，目前已确定的 HLA 复合体等位基因总数达到 2641 个，其中等位基因数最多的是 HLA-B 座位（805 个），其次是 HLA-DRB1（527 个）。骨髓移植物中含大量免疫细胞，若供、受者 HLA 不相配，所导致的移植物抗宿主反应（graft versus host reaction，GVHR）特别强烈，且不易被免疫抑制剂所控制，故对 HLA 的配型要求也特别高。

【实验原理】

经典的 HLA 基因座位有 HLA-A、B、C（Ⅰ类基因）和 HLA-DR、DQ、DP（Ⅱ类基因），骨髓移植时主要进行 HLA-A、HLA-B 和 HLA-DR 3 对基因位点的配型。HLA-A 和 HLA-B 相配的位点数越多，移植物存活率就越高；不论 HLA-A 和 HLA-B 位点的相配情况如何，HLA-DR 的相配更为重要。一般而言，器官移植时，HLA 位点相配的重要性依次为 HLA-DR、HLA-B 和 HLA-A 位点。

目前的 HLA 分型技术还难以检出某些同种抗原的差异，故有必要进行交叉配型，这在骨髓移植中尤为重要。

【实验方法】

（1）HLA 的 DNA 分型法：适用于对 HLA-A、HLA-B 和 HLA-DR 3 对基因位点的分型，见实验五十。

（2）骨髓供、受者的交叉配型：（见第四篇/十六章/实验四十九）"HLA 的细胞学分型法"中的"单向混合淋巴细胞培养"（单向 MLC）。将供者和受者的淋巴细胞互为反应细胞，即做两组单向 MLC，两组中任何一组反应过强，均表示供者选择不当。

【实验讨论】

（1）指导教师引导学生复习有关 HLA 的基础知识，然后讲解 HLA 的遗传特点及骨髓移植前供、受者 HLA 配型的临床意义。

HLA 的遗传特点：高度多态性、单体型遗传、连锁不平衡。上述遗传特点决定了筛选造血干细胞（骨髓）供者的策略：①HLA 具有高度多态性，故在无关个体中筛选出合适供者十分困难；②HLA 基因为单体型遗传，故在同胞兄弟姐妹中筛选到 HLA 完全相同的供者的概率最高。

（2）学生进行分组讨论

1）骨髓移植前为什么要进行 HLA 配型？

2）HLA 配型的原理是什么？

3）HLA 配型目前常采用哪些方法？

4）如何解决骨髓移植时骨髓供者来源困难的问题？

5）建立中国造血干细胞捐赠者资料库（简称中华骨髓库）有何意义？我们能为丰富中华骨髓库的资源做些什么？

6）如何设计一个骨髓移植前 HLA 配型的实验方案？

（3）指导教师对学生讨论中提出的一些具有共性的问题进行集中解答，并对学生设计的实验方案进行点评。

【课外作业】

（1）分组查阅文献，进一步完善 HLA 配型的实验方案。

（2）为什么器官移植时通常只做 HLA-A、HLA-B 和 HLA-DR 3 对基因位点的配型？（即为什么不做 HLA-C 和 HLA-DQ、DP 位点的配型？）

（胡四海　李冉辉）

第十七章　树突状细胞的诱生与鉴定

树突状细胞（dendritic cell，DC）是美国学者 Steinman 于 1973 年首先发现的，因其成熟时伸出许多树突状或伪足样突起而得名（图 4-17-1，见文后彩图 19）。DC 是目前发现的功能最强的专职性抗原提呈细胞，它的最大特点是能够显著刺激初始 T 细胞增殖，因而被称为机体适应性 T 细胞免疫应答的始动者。此外，DC 还表达丰富的免疫识别受体，能敏感地识别入侵的病原体，快速释放大量细胞因子而参与固有免疫应答，因此，DC 被视为连接固有免疫和适应性免疫的"桥梁"。近年来发现，DC 在肿瘤治疗、器官移植和艾滋病防治等多个方面显示了令人鼓舞的临床应用前景，使得 DC 的研究受到更为广泛地关注。

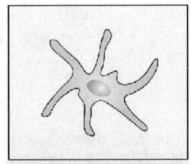

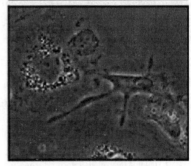

图 4-17-1　树突状细胞

实验五十二　树突状细胞的诱生与鉴定

【实验原理】

DC 的诱生：无论是鼠类还是人类，DC 均来源于骨髓造血干细胞（图 4-17-2，见文后彩图 20），研究表明，DC 的前体细胞是 $CD34^+$ 的造血干细胞。1992 年，Steinman 等发现了利用重组粒细胞/巨噬细胞集落刺激因子（GM-CSF），可从小鼠骨髓中大规模培养和制备 DC，极大地促进了对 DC 的研究。人 DC 有 3 个来源：骨髓、外周血和新生儿脐带血；小鼠 DC 可来源于骨髓、脾脏、外周血和胸腺等，其中骨髓来源最丰富，且分布广泛。

DC 的鉴定：从人骨髓获得 $CD34^+$ 的细胞；或取人外周血或新生儿脐带血，在有 GM-CSF 和 TNF-α 存在的条件下，体外培养 14d，分化成熟为 $CD1a^+$、$CD83^+$、$HLA-DR^+$ 的细胞，即为 DC（血液中的单核细胞在 GM-CSF 和 IL-4 作用下也可转化为 DC）。取小鼠骨髓中的造血干细胞，在 GM-CSF 和 IL-4 作用下向 DC 方向分化，进一步在 TNF-α 或 LPS 刺激下，由未成熟 DC 向成熟 DC 发育。

【实验讨论】

（1）指导教师引导学生复习有关 DC 的基础知识，然后讲解 DC 诱生与鉴定的原理和方法，重点介绍研究 DC 的临床应用价值。

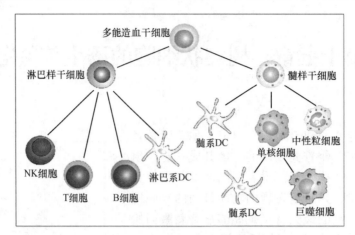

图 4-17-2　树突状细胞的来源

DC 在临床中的应用，①治疗感染性疾病：将病原体抗原在体外与 DC 混合而使 DC 致敏，再通过过继回输的方式激活抗感染免疫应答，以治疗由该病原体引起的疾病；②治疗肿瘤：在体外将肿瘤抗原与 DC 混合，使 DC 致敏，再将致敏的 DC 回输到肿瘤患者体内以治疗肿瘤；③ 在移植免疫中的应用：根据非成熟 DC 倾向于诱导免疫耐受，而成熟 DC 倾向于引发免疫排斥的特点，预先除去移植物中的 DC，或用非成熟 DC 诱导免疫耐受，均可延长同种移植物的存活时间；④DC 在自身免疫病和超敏反应性疾病发生发展中起一定促进作用，根据这一特点，阻断或降低 DC 的 APC 功能，或用非成熟 DC 诱导特异性外周免疫耐受，可防治该类疾病。

（2）学生进行分组讨论

1）从人类或小鼠获得 DC 的方法有哪些？

2）你怎样确定所获得的细胞就是 DC？

3）你有什么办法获得 CD34+的造血干细胞？

4）如何利用未成熟 DC 和成熟 DC 的特点来为临床实践服务？

5）如何理解 DC 是 T 细胞介导的细胞免疫应答的始动者这一说法？

6）如何设计一个从小鼠获得 DC 并对其进行鉴定的实验方案？

（3）指导教师对学生讨论中提出的一些具有共性的问题进行集中解答，并对学生设计的实验方案进行点评。

【课外作业】

（1）分组查阅文献，进一步完善 DC 的诱生和鉴定的实验方案。

（2）指导老师介绍目前 DC 研究的几个热点问题，学生课后查阅相关资料。

1）DC 基因的研究：发现与 DC 分化和功能有关的新基因。

2）DC 信号转导通路的研究：发现与免疫应答和免疫调节有关的新受体。

3）DC 功能调节的研究：DC 如何引发或抑制一个特定类型的免疫应答。

4）DC 临床应用研究：研制疗效稳定的 DC 疫苗，研究 DC 在临床免疫治疗中作用。

（胡四海　赵兰华）

第十八章　流式细胞术

流式细胞术是一项结合单克隆抗体、免疫荧光标记、激光、计算机分析、电子技术及流体力学的现代细胞分析及分选技术，具有快速、准确、灵敏、可定量等特点，被广泛应用于细胞生物学、免疫学、血液学、肿瘤学及临床检验等各学科领域。其原理是，单细胞悬液在细胞流动室里被鞘流液包绕形成单行排列的液滴，依次通过流动室内的小孔，并与激光垂直相交，通过荧光、光散射和光吸收定量检测细胞表型分子（细胞膜受体和表面抗原）、细胞体积、DNA 含量、蛋白质含量及酶活性等重要指标。在临床上，经常采用流式细胞术检测机体淋巴细胞亚群，如 T 淋巴细胞（CD3$^+$）、辅助性 T 细胞（CD3$^+$CD4$^+$）、调节性 T 细胞（CD3$^+$CD25$^+$Foxp3$^+$）、B 淋巴细胞（CD19$^+$或 CD20$^+$）、NK 细胞（CD3$^-$CD56$^+$CD16$^+$）等，以了解机体感染及免疫功能状态。

实验五十三　流式细胞术检测小鼠胸腺细胞表面 CD4 及 CD8 分子

【实验目的】

了解流式细胞术的基本原理及流式细胞术检测小鼠胸腺细胞表面 CD4 及 CD8 分子的主要流程。

【实验原理】

目前，检测淋巴细胞亚群最简便的方法是采用免疫学技术测定细胞的膜表面标志物。胸腺中存在不同分化发育阶段的 T 细胞，这些细胞表面白细胞分化抗原 CD3、CD4 及 CD8 分子的表达存在着差异。CD3$^+$CD4$^+$CD8$^-$是辅助性 T 细胞的标志，CD3$^+$CD4$^-$CD8$^+$是细胞毒性 T 细胞的标志。将 CD4、CD8 及 CD3 分子，分别用 FITC、PE 及 PE-Cy5 荧光抗体三色标记后，经流式细胞仪检测可将不同 T 细胞分群（图 4-18-1，见文后彩图 21），并计算各种不同发育阶段的 T 细胞的比例，以供临床和科研分析。

流式细胞仪上样的关键是光电倍增管（PMT）电压、相邻通道的补偿调节及合适的圈门。电压调节主要是通过设立同型对照而实现，同型对照是指使用与一抗相同种属来源、相同剂量和相同亚型的免疫球蛋白，用于消除由于抗体非特异性与细胞结合而产生的背景染色，是真正含义上的阴性对照。根据前向-侧向（FSC-SSC）散点图判断细胞大小圈出淋巴细胞群（图 4-18-2，图一，见文后彩图 22），进一步在 CD3-PE-Cy5--SSC 图中圈出 T 淋巴细胞（图 4-18-2，图二，见文后彩图 22），再由 FITC 及 PE 荧光染料的结合情况，以明显的细胞群为依据画十字门可区分出 CD4$^+$CD8$^-$和 CD4$^-$CD8$^+$细胞群（图 4-18-2，图三，见文后彩图 22）。

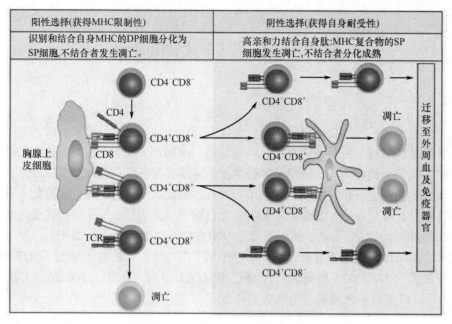

图 4-18-1 不同亚群 T 细胞的分化

【实验器材】

（1）Balb/C 小鼠。

（2）细胞表面标记抗体：抗鼠 CD3-PE-Cy5（phycoerythrin-cy5，藻红蛋白-化青素衍生物 5）单抗及其同型对照抗体，抗 CD8-PE（藻红蛋白）单抗及其同型对照抗体，抗 CD4-FITC（fluorescein isothiocyanate，异硫氰酸荧光素）单抗及其同型对照抗体。

（3）淋巴细胞分离液、PBS 缓冲液、叠氮钠、十二烷基二甲基苄基溴化胺、200 目不锈钢网筛、玻璃研磨棒、60mm 平皿、眼科手术剪、止血钳、细胞计数板等。

（4）BD FACSCalibur 流式细胞仪。

【实验方法】

1. 获取小鼠胸腺细胞

（1）将小鼠脱颈处死，浸泡于 75%乙醇中消毒 5min，在超净工作台中，先用大剪与止血钳剪开小鼠腹部皮层。

（2）换用一套大剪与止血钳，剪开小鼠腹部肌肉层，并从两侧将肋骨向上剪断，暴露出小鼠胸腺；用小剪与弯镊，将胸腺完整取下，用 PBS 缓冲液冲洗掉附着的血液。

（3）将洗净的胸腺剪碎，在 60mm 平皿中放入淋巴细胞分离液，将胸腺包裹于 200 目不锈钢网筛、研磨分离胸腺细胞。

（4）加入 PBS 缓冲液洗涤细胞 2~3 次，离心制成单细胞悬液。

（5）细胞计数并稀释至细胞浓度约为 1×10^6 个/ml。

2. 荧光标记单抗染色

（1）对照及样本设置

1）阴性对照：200μl 单细胞悬液。

2）抗 CD3-PE-Cy5 单染：200μl 单细胞悬液＋20μl CD3 单抗。

3）抗 CD4-FITC 单染：200μl 单细胞悬液＋20μl CD4 单抗。

4）抗 CD8-PE 单染：200μl 单细胞悬液＋20μl CD8 单抗。

5）同型对照：200μl 单细胞悬液＋20μl CD3 同型对照抗体＋20μl CD4 同型对照抗体＋20μl CD8 同型对照抗体。

6）三染：200μl 单细胞悬液+3 种单抗各 20μl。

（2）4℃混匀避光孵育 15min。

（3）用 PBA（PBS+0.5%叠氮钠）洗两次，1500r/min 离心 5min，去上清后加入 400μl PBS 重悬并转移至流式细胞管。

3. 流式细胞仪检测

（1）上阴性对照，做 FSC-SSC 散点图，调节 PMT 电压至细胞分布于如图 4-18-2 图一位置，圈门排除细胞碎片。

（2）分别上 3 个单染管，做 PE-Cy5-SSC、FITC-PE 散点图，调节补偿，画好合适的十字门。

（3）上同型对照管，直接获取 FITC、PE、PE-Cy5 散点图。

（4）上三染管，直接获取 FITC、PE、PE-Cy5 散点图。

【实验结果】

如图 4-18-2（见文后彩图 22）：第一通道（FL1）检测 FITC 标记的小鼠 CD4 分子，FL2 通道检测 PE 标记的小鼠 CD8 分子，FL3 通道检测 PE-Cy5 标记的小鼠 CD3 分子，根据同型对照的位置设定双阴性区。如图一，FSC-SSC 图圈出淋巴细胞群；图二的细胞来自图一圈出的淋巴细胞群，根据荧光强度圈出 PE-Cy5 标记的 T 细胞亚群，图三的细胞来自图一、图二两个门的交集，其中左上为 CD4$^+$CD8$^-$的单阳性细胞群，右下为 CD4$^-$CD8$^+$的单阳性细胞群。

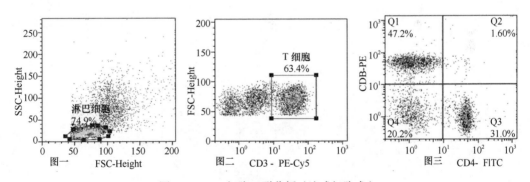

图 4-18-2 T 细胞亚群分析（流式细胞术）

【注意事项】

（1）处理样本时，细胞悬液应尽可能是单细胞，过多的细胞粘连或细胞碎片易导致实验失败。

（2）细胞样品的采集要保证足够的细胞浓度，即 1×10^6/ml，杂质、碎片、团块和重叠细胞应＜2%。

（3）荧光抗体要避光保存，防止荧光猝灭。

（4）细胞和抗体比例要多次摸索，或者严格按照抗体说明书使用，否则可能影响实验结果。

（5）上样前要混匀细胞悬液，防止细胞聚集而收集不够细胞总数。

（6）尽量缩短操作时间，否则荧光抗体结合于死细胞表面产生假阳性结果。

【思考题】

1. 什么是同型对照？做同型对照的目的是什么？怎么选择同型对照？

2. 细胞圈门的原则和依据是什么？

（赵兰华　陆春雪）

参 考 文 献

曹雪涛. 2013. 医学免疫学（第 6 版）. 北京：人民卫生出版社

陈慰峰. 2004. 医学免疫学（第 4 版）. 北京：人民卫生出版社

陈朱波，曹雪涛. 2010. 流式细胞术-原理、操作及应用. 科学出版社

窦肇华，张远强，郭顺根. 2004. 免疫细胞学与疾病. 北京：中国医药科技出版社

龚非力. 2004. 医学免疫学（第 2 版）. 北京：科学出版社

谷志远. 2000. 现代医学分子生物学. 北京：人民军医出版社

胡丽华. 2015. 临床输血学检验（第 3 版）. 北京：人民卫生出版社

胡四海. 2004. 病原生物学实验教程-医学免疫学分册. 长沙：国防科技大学出版社

胡四海，曾铁兵. 2010. 医学免疫学实验. 北京：科学出版社

金伯泉. 2008. 医学免疫学（第 5 版）. 北京：人民卫生出版社

兰炯采，贠中桥，陈静娴. 2011. 输血免疫血液学实验技术. 北京：人民卫生出版社

李影林. 1997. 中华医学检验全书（下卷）. 北京：人民卫生出版社

刘辉. 2004. 临床免疫学和免疫检验实验指导（第 2 版）. 北京：人民卫生出版社

柳忠辉，吴雄文. 2014. 医学免疫学实验技术. 北京：人民卫生出版社

田兆嵩，何子毅，刘仁强. 2010. 临床输血质量管理指南. 北京：科学出版社

王洁，王芙艳. 2005. 医学免疫学实验教程. 长沙：中南大学出版社

王兰兰，吴健民. 2007. 临床免疫学与检验（第 4 版）. 北京：人民卫生出版社

徐顺清，刘衡川. 2015. 免疫学检验（第 2 版）. 北京：人民卫生出版社

于修平. 2007. 医学免疫学与病原生物学实验. 北京：科学出版社

中华人民共和国国务院令第 380 号. 2003. 医疗废物管理条例.

中华人民共和国卫生部令第 36 号. 2003. 医疗卫生机构医疗废物管理办法

朱道银，吴玉章. 2008. 免疫学实验. 北京：科学出版社

朱立平，陈学清. 2000. 免疫学常用实验方法. 北京：人民军医出版社

附录 免疫学实验常用试剂及配制方法

一、常用缓冲液的配制

1. 磷酸盐缓冲液（PBS）

（1）pH7.2 0.01mol/L PBS

$Na_2HPO_4 \cdot 12H_2O$	2.58g
$NaH_2PO_4 \cdot 2H_2O$	0.48g
NaCl	3.50g
加蒸馏水至	1000ml

（2）pH7.2 0.15mol/L PBS

Na_2HPO_4	1.48g
KH_2PO_4	0.43g
NaCl	6.80g
加蒸馏水至	1000ml

（3）pH7.4 PBS

K_2HPO_4	1.392g
$NaH_2PO_4 \cdot H_2O$	0.276g
NaCl	8.77g
加蒸馏水至	1000ml

（4）pH5.0 磷酸盐-枸橼酸盐缓冲液

0.2mol/L Na_2HPO_4（28.4g/L）	25.7ml
0.1mol/L 枸橼酸（19.2g/L）	24.3ml
蒸馏水	50ml

2. 巴比妥缓冲液

（1）pH7.4 巴比妥缓冲液

巴比妥钠	0.228g
巴比妥	0.188g
NaCl	4.250g
$MgCl_2$	0.084g
$CaCl_2$	0.140g
加蒸馏水至	500ml

（2）pH8.6 0.05mol/L 巴比妥缓冲液（离子强度0.05）

巴比妥	1.84g
巴比妥钠	10.3g

　　　　加蒸馏水至　　　　　　　　　　　　　1000ml
　　3.　pH8.4 0.01mol/L 硼酸缓冲液
　　　　硼砂（四硼酸钠）　　　　　　　　　　6.4g
　　　　硼酸　　　　　　　　　　　　　　　　5.1g
　　　　加蒸馏水至　　　　　　　　　　　　　1000ml
　　4.　pH7.2 Tris-NH$_4$Cl 缓冲液
　　　　三羟甲基氨基甲烷（Tris）　　　　　　10.3g
　　　　NH$_4$Cl　　　　　　　　　　　　　　3.735g
　　　　加蒸馏水至　　　　　　　　　　　　　500ml
　　5.　电泳缓冲液
　（1）Tris-乙酸（TAE）50×
　　　　Tris 碱　　　　　　　　　　　　　　　242g
　　　　冰乙酸　　　　　　　　　　　　　　　57.1ml
　　　　0.5mol/L EDTA（pH8.0）　　　　　　　100ml
　（2）Tris-磷酸（TPE）10×
　　　　Tris 碱　　　　　　　　　　　　　　　108g
　　　　85%磷酸（1.679g/ml）　　　　　　　　15.5ml
　　　　0.5mol/L EDTA（pH8.0）　　　　　　　40ml
　（3）Tris-硼酸（TBE）5×
　　　　Tris 碱　　　　　　　　　　　　　　　54g
　　　　硼酸　　　　　　　　　　　　　　　　27.5g
　　　　0.5mol/L EDTA（pH8.0）　　　　　　　20ml

　　注：TBE 浓溶液长时间存放后会形成沉淀，为避免这一问题，可在室温下用玻璃瓶保存 5×溶液，出现沉淀后则予以废弃。以往都以 1×TBE 作为使用液（即对 5×储存液进行 1：5 稀释）进行琼脂糖凝胶电泳，但 0.5×的使用液已具备足够的缓冲容量。目前几乎所有的琼脂糖凝胶电泳都以 1：10 稀释的储存液作为使用液。

　（4）碱性缓冲液　　1×
　　　　10 mol/L NaOH　　　　　　　　　　　5ml
　　　　0.5mol/L EDTA（pH8.0）　　　　　　　2ml
　　注：碱性电泳缓冲液应现用现配。
　（5）Tris 甘氨酸　　5×
　　　　Tris 碱　　　　　　　　　　　　　　　15.1g
　　　　甘氨酸（电泳级，pH8.3）　　　　　　94g
　　　　10%SDS（电泳级）　　　　　　　　　50ml
　　注：Tris 甘氨酸缓冲液用于 SDS-聚丙烯酰胺凝胶电泳。

二、常用染色液的配制

　1.　2%台盼蓝染液
　配制方法：称取台盼蓝 1g，先用蒸馏水将其配成 4%溶液置于磨口瓶中盖严，储存于

37℃温箱中。使用前加等体积的 1.8%的 NaCl 溶液充分混匀，离心后取上清供染色用。

2. 瑞氏染色液（美蓝-伊红 Y）

配制方法：称取瑞特氏染料 0.1g，并量取甲醇 60ml。先将染料放于乳钵中研细，加入少量甲醇再研，待染料全部溶解，倒入棕色瓶内，并用余下的甲醇将乳钵中染料逐一洗入棕色瓶内。加入 3ml 中性甘油，可防止染色时甲醇蒸发过快，同时可使细胞染色较清晰。染色液保存时间越长，染色效果就越好。

3. 吉姆萨母液

吉姆萨粉	1g
甘油	66ml
甲醇	66ml

配制方法：将吉姆萨粉先溶于少量甘油，在研钵内研磨 30min 以上，至看不见颗粒为止；再将全部剩余甘油倒入，于 56℃温箱内保温 2h。然后加入甲醇，搅匀后保存于棕色瓶中。母液配置后在冰箱可长期保存，一般刚配置的母液染色效果欠佳，保存时间越长越好。临用时用 pH7.4 磷酸盐缓冲液稀释 10 倍，随配随用。

4. 瑞氏-吉姆萨染液

瑞氏粉	0.3g
吉姆萨粉	0.03g
甲醇	100ml

配制方法：将两种粉末放入乳钵内，加入少量甲醇，充分研磨使粉末溶解，未溶解的再加入少量甲醇研磨，直至染料溶完、甲醇全部用完为止。新配置的染料偏碱，放置越久，染色越好。须盖紧瓶盖以免甲醇挥发或氧化成甲酸。

5. 氨基黑染色液

氨基黑	1g
1mol/L 乙酸	500ml
0.1mol/L 乙酸钠	500ml

配制方法：染料溶解在乙酸液中，然后加入乙酸钠溶液。

6. 0.4%酚红液

配制方法：称取 0.4g 酚红置研钵中研碎，逐渐加入 0.1 mol/L NaOH 并不断研磨，直到所有的颗粒几乎完全溶解，最后加入 0.1 mol/L NaOH 11.28ml，然后倒入容量瓶中，并加蒸馏水至 100ml，棕色瓶保存备用。

7. 苏木精液

苏木精	2.5g
乙醇	25ml
钾明矾	2.5g
氧化汞	1.25g
冰乙酸	20ml
蒸馏水	500ml

配制方法：先将苏木精溶于乙醇中（稍加热）。将预先已溶解明矾的蒸馏水加入苏木精乙醇液中，使溶液尽快沸腾后，将火焰熄灭，慢慢加入氧化汞，防止溶液溅出，再煮沸 2min。将烧瓶立即浸入冷水中，当染液冷却后，加入乙酸，室温保存，用前过滤。

8. 伊红 Y 染色液

伊红 Y	0.5～1.0g
蒸馏水	75ml
95%乙醇	25ml
冰乙酸	1～2 滴

配制方法：先取少量蒸馏水加入伊红，用玻棒将伊红研碎，再加入全部蒸馏水，溶解后加入乙醇。

9. 噻唑蓝（MTT）

MTT	250mg
0.01mol/L　pH7.4 PBS	50ml

配制方法：在磁力搅拌器上搅拌 30min，分装后 4℃保存，2 周内有效。

10. 考马斯亮蓝 R-250 染色液

配制方法：称取 1g 考马斯亮蓝 R-250，置于 1L 烧杯中。量取 250ml 异丙醇加入上述烧杯中，搅拌溶解。加入 100ml 冰乙酸，搅拌均匀。加入 650ml 去离子水，搅拌均匀，用滤纸除去颗粒物质后室温保存。

附：考马斯亮蓝脱色液，分别量取乙酸 100ml，乙醇 50ml，蒸馏水 850ml 置于 1L 烧杯中，充分混合后使用。

11. HE 染色液及染色法

（1）染色液

1）苏木素染色液：称取 1g 苏木素溶于 10ml 无水乙醇内，另取钾明矾 20g 加热溶解于 200ml 蒸馏水内。将苏木素酒精溶液加于明矾水溶液内加热至沸，然后加氯化汞 0.5g 于其中。待溶液呈紫红色时，迅速用冷水浴冷却，加冰乙酸 8ml 于其中。移至试剂瓶中备用。

2）1%盐酸酒精溶液：用 70%乙醇稀释浓盐酸至 1%。

3）0.2%氨水溶液：于 25ml 蒸馏水中加 2 滴浓氨水即可。

4）伊红染色液：称取 0.5g 伊红 Y 溶于 100ml 95%乙醇内，置磨口瓶内，塞紧，于 37℃温箱待全部溶解后即可使用。

（2）染色法

1）用 1 张空白载玻片的一端除去苏木素染色液表面的悬浮物，然后将待染涂片浸泡于染色液内 10min。取出，水洗。

2）盐酸酒精脱色：浸泡染片于 1%盐酸酒精内，立即提起，再浸入，再立即提起，水洗。

3）浸染片于 0.2%氨水中 1～2min，水洗。

4）用伊红染色液复染 3min，水洗。

三、常用细胞培养/保存液的配制

1. Hank's 液（无 Ca^{2+}、Mg^{2+}）

NaCl	8.0g
KCl	0.4g

Na$_2$HPO$_4$·12H$_2$O	0.12g
KH$_2$PO$_4$	0.06g
葡萄糖	1.0g
1%酚红	2.0ml

将上述成分溶于 1000ml 双蒸水，分装于 500ml 盐水瓶内，8 磅 15min 灭菌，4℃冰箱保存，临用时用 3.5%NaHCO$_3$ 调 pH 至 7.2～7.4。

2. RPMI-1640 培养液

称取 R/MINI 1640 粉剂 10.5g，加双蒸水 1000ml，过滤除菌，分装后置–20℃（或 4℃）保存备用。临用时按需要加入一定量的无菌小牛血清，用无菌的 3.5% NaHCO$_3$ 调 pH 至 7.2～7.4。

3. HEPES 缓冲液（1mol/L）

| HEPES | 11.915g |
| 三蒸水 | 50ml |

注：此为 100×储存液，滤过除菌后分装保存。

4. 0.025%胰蛋白酶-0.2%EDTA 细胞消化液

（1）A 液 2.5%胰蛋白酶

| 胰蛋白酶 | 2.5g |
| 磷酸缓冲盐溶液 | 100ml |

注：过滤除菌后保存。

（2）B 液 0.2%EDTA（乙二胺四乙酸二钠）

| EDTA | 0.2g |
| 三蒸水 | 100ml |

注：高压灭菌后保存。

取 A 液 1 份，加 B 液 99 份，混匀，分装–20℃保存。

5. 青霉素、链霉素液

青霉素	100 万单位
链霉素	1g
无菌三蒸水	100ml

注：分装后–20℃保存，配液时加入。

6. 阿氏（Alsever）红细胞保存液

称葡萄糖 2.5g，枸橼酸三钠 0.8g，枸橼酸 0.055g，氯化钠 0.42g，置 100ml 容量瓶内，加少量热蒸馏水使之溶解。冷却后再加蒸馏水至 100ml，混匀。分装在三角瓶内，8 磅 20min 灭菌，冷后置 4℃保存备用。

7. 淋巴细胞营养液

RPMI-1640 营养液	88ml
小牛血清（经 56℃30min 灭活）	10ml
青、链霉素（各 2 万单位/ml）	1ml
3%谷氨酰胺溶液	1ml

注：加适量 5%NaHCO$_3$ 溶液调节至 pH7.4 左右。

四、ELISA 相关试剂的配制

1. 包被液　pH9.6，0.05mol/L 碳酸盐缓冲液

Na_2CO_3	1.6g
$NaHCO_3$	2.9g
NaN_3	0.2g
加蒸馏水至	1000ml

2. 标本稀释液　PBS-Tween 20

NaCl	8g
KH_2PO_4	0.2g
$Na_2HPO_4 \cdot 12H_2O$	2.9g
KCl	0.2g
Tween20	0.5ml
加蒸馏水至	1000ml

3. 封闭液（5%脱脂乳-PBS 溶液，pH7.4）

配制方法：脱脂乳 50g，加 0.02mol/L pH7.4 的 PBS 至 1000ml，或加 0.05%鸡卵清蛋白-pH7.4 的 PBS 至 1000ml。

4. 洗涤液（0.02mol/L pH7.2 PBS-0.05%Tween 20）

0.2mol/L Na_2HPO_4	72ml
0.2mol/L NaH_2PO_4	28ml
NaCl	8.2g
Tween20	0.5ml
加蒸馏水至	1000ml

5. 邻苯二胺显色液

（1）A 液（pH5.0 磷酸盐-枸橼酸缓冲液）

0.1mol/L 枸橼酸	9.70ml
0.2mol/L Na_2HPO_4	10.30ml

（2）B 液

A 液	5ml
邻苯二胺	2mg
完全溶解后加入 30%H_2O_2	7.5μl

注：底物溶液需临用前配制。

6. 二氨基联苯胺（DAB）显色液

二氨基联苯胺	6mg
0.01mol/L Tris-HCl（pH7.6）	9ml
0.3%（W/V）$NiCl_2$	1ml
30%H_2O_2	10μl

注：底物溶液需临用前配制。

7. 终止液（2mol/L H_2SO_4）

配制方法：600ml 双蒸水中，缓慢滴加 100ml 浓硫酸，并不断搅拌，补足双蒸水至 900ml。

五、其他溶液的配制

1. 闪烁液

对三联苯	3g
1，4[2'-（5-苯基噁唑）苯]（POPOP）	0.1g
二甲苯（分析纯）	1000 ml

将对三联苯及 POPOP 溶解于二甲苯内，储于棕色磨口试剂瓶内，避光保存。此闪烁液可重复使用多次。

2. 10mg/ml 溴化乙啶（ethidium bromide，EB）

在 100ml 蒸馏水中加入 1g 溴化乙啶，磁力搅拌数小时以确保其完全溶解，然后转移至铝箔包裹的容器或棕色瓶中，于室温保存。

3. 10%十二烷基硫酸钠（SDS）

在 900ml 蒸馏水中溶解 100g 电泳级 SDS，加热至 68℃助溶，加入几滴浓盐酸调节溶液的 pH 至 7.2，加水定容至 1L，分装备用。

注：SDS 的微细晶粒易于扩散，称量时要戴面罩，称量完毕后要清除残留在称量工作区和天平上的 SDS。10%的 SDS 无需灭菌。

4. 清洁液的配制

清洁液分强液和弱液两种，根据用途不同可自由选择。

（1）弱液

重铬酸钾	50g
浓硫酸	90ml
自来水	1000ml

（2）强液

重铬酸钾	120g
浓硫酸	160ml
自来水	1000ml

配制方法：先将重铬酸钾倒入自来水中，然后加入浓硫酸，边加硫酸边用玻璃棒搅拌。

注：由于加入浓硫酸后产生高热，故加硫酸时要慢，容器要用耐酸塑料或陶器制品，并加盖。需要浸泡的玻璃器皿一定要干燥。如果清洁液经过长期使用已呈黑色，表明已经失效，不宜再用。由于清洁液具有强腐蚀性，操作时一定要特别小心。

（余敏君　粟盛梅）

彩　图

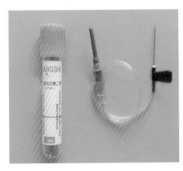

彩图 1　负压采血法器具

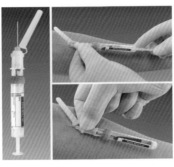

彩图 2　负压采血法

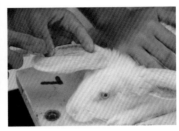

彩图 3　耳缘静脉采血

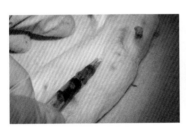

彩图 4　心脏采血

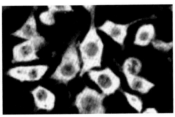

彩图 5　小鼠腹腔巨噬细胞
（10×40）

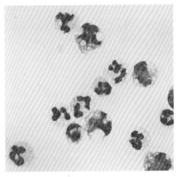

彩图 6　小鼠腹腔中性粒细胞
（10×40）

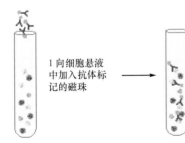

1 向细胞悬液中加入抗体标记的磁珠

2 磁珠通过特异性抗体与带有相应抗原的细胞结合

3 将试管置于磁场中，与磁珠连接的细胞被磁场吸附

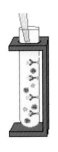

4 吸去上清，带有抗原的细胞留在试管里，其他细胞在吸出的上清液中

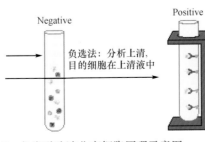

Negative

负选法：分析上清，目的细胞在上清液中

Positive

正选法：去除上清，将试管移出磁场，分析被磁珠捕获的细胞，即为目的细胞

彩图 7　免疫磁珠法分离细胞原理示意图

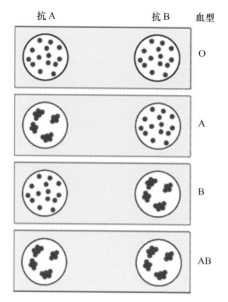

彩图 8　玻片凝集鉴定 ABO 血型

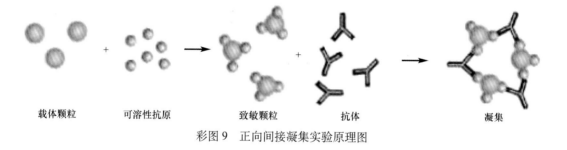

彩图 9　正向间接凝集实验原理图

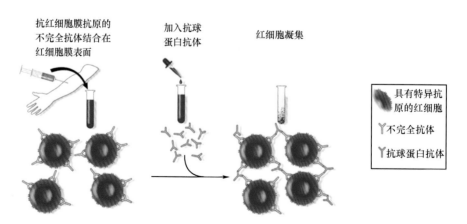

彩图 10　直接 Coomb's 试验原理图

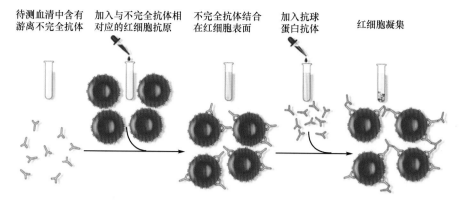

待测血清中含有　加入与不完全抗体相　不完全抗体结合　加入抗球　红细胞凝集
游离不完全抗体　对应的红细胞抗原　在红细胞表面　蛋白抗体

彩图 11　间接 Coomb's 试验原理图

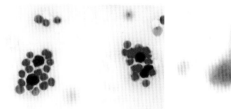

彩图 12　E 花环形成细胞

彩图 13　未转化淋巴细胞

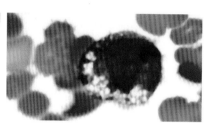

彩图 14　淋巴母细胞

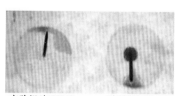

实验组(加PHA)　　对照组(不加PHA)

彩图 15　白细胞移动抑制试验示
意图

彩图 16　巨噬细胞吞噬鸡红细胞
（大吞噬现象）

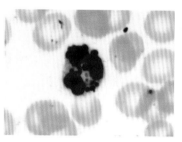

彩图 17　中性粒细胞吞噬葡萄球
菌（小吞噬现象）

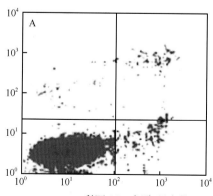

彩图 18　细胞凋亡的 Annexin V/PI 双染色流式散点图

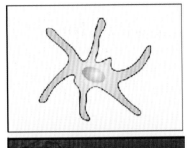

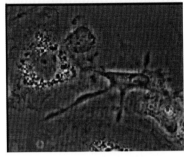

彩图 19　树突状细胞

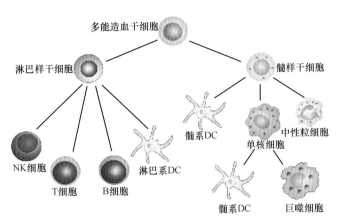

彩图 20　树突状细胞的来源

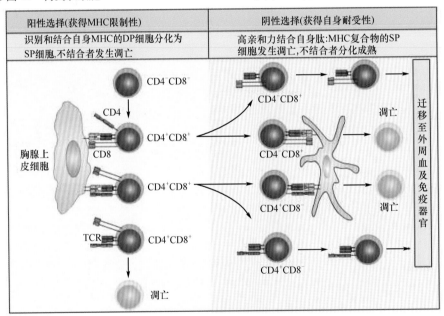

彩图 21　不同亚群 T 细胞的分化

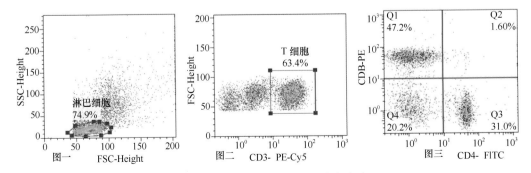

彩图 22　T 细胞亚群分析（流式细胞术）